Lydie Raisin

un corps de rêve

en 15 minutes par jour

MARABOUT

Illustrations : Delétraz

sommaire

7 la méthode

15 semaine 1

la méthode

C'est décidé ! Vous vous lancez ! Fini les muscles mous et l'allure fatiguée ! Ce guide vous propose un programme sérieux de restructuration totale du corps et d'amélioration de l'amplitude articulaire pendant un mois, à pratiquer toute l'année. Il importe que vous suiviez avec assiduité pendant au moins deux mois le programme qui vous est proposé si vous voulez vraiment retonifier votre corps. En effet, un entretien anarchique est mieux que rien, mais ne donne aucun résultat visible.

Vous pouvez suivre le programme de ce guide en complément de n'importe quel cours de fitness (stretching, low-impact, body-sculpt, etc.).

La culture physique, à l'instar de n'importe quelle activité sportive, améliore de façon visible l'ensemble du corps et peut même le modifier totalement si l'entraînement est intense et accompagné d'une hygiène alimentaire.

Tout est une question de régularité et de sérieux dans la façon de pratiquer. Si vous respectez bien l'application des techniques décrites dans cet ouvrage et que vous réalisez les mouvements en amplitude gestuelle maximale, il est impossible que vous n'obtiendrez pas de résultat.

la méthode

↘ **Des résultats visibles au niveau de la tonicité musculaire : en 2 mois.**

↘ **La méthode se décline en deux options.**

➔ la méthode dirigée

Vous suivez à la lettre le programme sur un mois à raison de 15 minutes d'entraînement journalier (6 jours sur 7) et vous le réalisez chaque mois en utilisant les variantes afin de diversifier au maximum vos séances.

Cette solution propose un encadrement permanent et surtout permet de ne pas commettre d'erreur au niveau de l'action des muscles agonistes et antagonistes, afin d'obtenir un résultat de retonification musculaire équilibré et harmonieux. En effet, le choix des exercices est effectué sur des critères bien précis, après mûre réflexion ; ils sont proposés avec :

- un souci constant de progression dans l'effort,
- une optique de sécurité totale au niveau de la gestuelle et de sa place dans le programme d'entraînement,
- une volonté d'objectif vraiment très performant quant au résultat,
- le constat que toutes les fibres du corps sont mises en action (d'où une remise en forme générale).

CETTE SOLUTION EST POUR VOUS...

- si vous êtes disciplinée,
- si vous désirez un résultat rapidement constaté,
- si vous n'avez pas le temps de composer votre programme,
- s'il vous semble réalisable de consacrer 15 minutes par jour à l'effort.

la méthode personnalisée

Vous composez votre propre programme en choisissant les techniques qui vous plaisent le plus.

Cette solution permet une totale liberté et présente l'avantage de n'exercer qu'une (ou des) partie(s) du corps précise(s) durant le temps que vous désirez.

Elle vous permet :

a) de supprimer de votre programme les techniques que vous n'aimez pas,

b) de ne pas ressentir d'obligation,

c) de vous entraîner d'une façon déstructurée (ce qui est mieux que rien) si vos obligations ne vous permettent pas une assiduité d'entraînement.

CETTE SOLUTION EST POUR VOUS...

- si vous détestez les contraintes,
- si vous ne désirez faire que les exercices qui vous plaisent vraiment,
- si vous réalisez toujours les mêmes mouvements ou si au contraire vous en changez (le programme d'un mois permet moins de variations),
- si vous ne vous entraînez qu'occasionnellement ou en complément ponctuel de cours collectifs.

* IMPORTANT

Tous les exercices de ce guide sont les techniques les plus utilisées par les professionnels en raison de leur fiabilité. Leur description est faite avec le maximum de précision afin d'éviter tout risque d'erreur.

Vous pouvez augmenter à votre convenance le nombre de répétitions de chaque exercice au fur et à mesure que vous les accomplissiez avec plus d'aisance.

➔ vos questions

↘ Est-ce que l'on prend du poids si l'on cesse de faire de la culture physique ?

Absolument pas ! Il suffit simplement d'adapter son apport alimentaire à son nouveau rythme de vie et donc à des dépenses physiques moindres. Actuellement, la plupart des athlètes professionnels qui doivent cesser leur activité physique ne prennent pas un gramme car ils diminuent d'environ 60 % leur consommation d'aliments. Ce qui était faux il y a quelques années, où les sportifs de haut niveau ayant dépassé l'âge limite se recyclaient en hommes et femmes d'affaires sédentaires et devenaient presque obèses. Ce n'est pas le fait d'arrêter une activité qui occasionne la prise de poids : c'est de ne pas savoir adapter son alimentation à une vie plus sédentaire. En revanche, une personne ayant pratiqué la culture physique 6 heures par semaine, par exemple, et s'arrêtant brusquement, constate un ramollissement général du corps au bout de 2 mois environ et une perte de poids variant de 1 à 2 kg due à la fonte musculaire (si elle a su adapter son apport calorique à son nouveau rythme moins physique).

↘ Peut-on pratiquer la culture physique sans contre-indication une heure par jour, par exemple ?

Sans problème ! Les professionnels pratiquent en moyenne 4 à 6 heures quotidiennement. Il importe seulement de bien respecter les phases de récupération (8 heures d'un sommeil de qualité, par exemple) et s'assurer que les entraînements engendrent un dynamisme permanent et non un supplément de fatigue. à chacun correspondent de façon précise sa durée d'entraînement, son intensité et son temps de récupération. Il suffit simplement de bien se connaître.

↘ Doit-on s'hydrater plus si l'on s'entraîne un quart d'heure par jour ?

Si on fait les exercices à fond, on risque d'avoir soif à la fin de la séance. Il convient donc de boire un verre d'eau en fin de séance ou un verre de fruits pressés si c'est le matin ou le début d'après-midi.

↘ Doit-on augmenter son apport calorique afin de bien réaliser ce programme d'entraînement ?

Non ! Ce n'est pas nécessaire. Il ne s'agit que d'un quart d'heure par jour. Cela ne représente pas une dépense calorique exceptionnelle. Il convient d'augmenter l'apport alimentaire à partir d'une heure par jour d'activité physique (tout dépend, bien sûr, de l'intensité du sport).

semaine 1

Ce programme de la première semaine constitue une préparation physique sérieuse et progressive aux exercices des semaines suivantes. Aussi privilégie-t-il avant tout le renforcement musculaire dorsal et ne comprend pas, volontairement, d'exercices abdominaux (présents les autres semaines) pour une sécurité dorsale maximale.

programme du lundi en 15 minutes

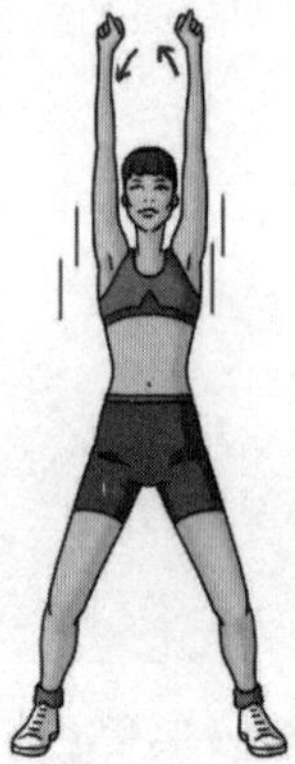

Exercice 1 : bras, épaules, dos

Petits battements des bras tendus

Pour les courageuses : 3 séries de 16 répétitions.

Pour les décontractées : 3 séries de 10 répétitions.

Pour tonifier

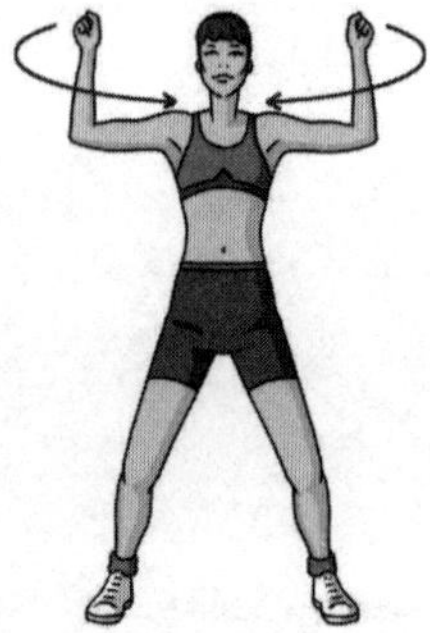

Exercice 2 : pectoraux, haut du dos, bras

Écarts et rapprochés des bras fléchis

Pour les courageuses : 3 séries de 12 répétitions.

Pour les décontractées : 3 séries de 8 répétitions.

Pour tonifier

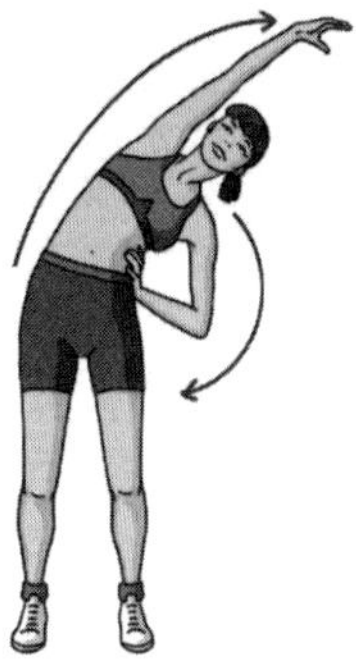

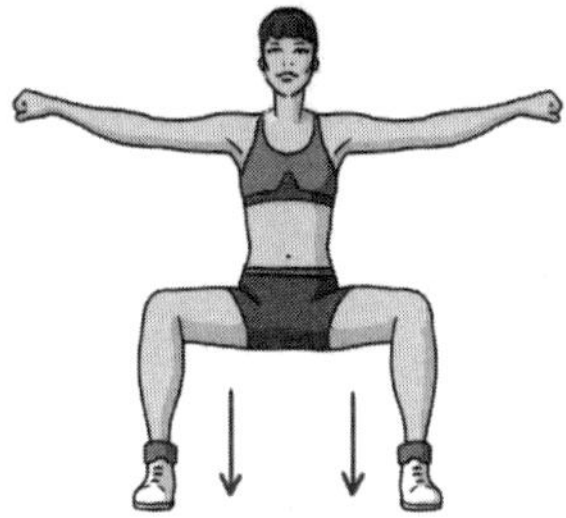

Exercice 3 : taille, bras

Flexions latérales de la taille

Pour les courageuses : 3 séries de 20 répétitions alternées.

Pour les décontractées : 3 séries de 14 répétitions alternées.

Pour tonifier

Exercice 4 : jambes, cuisses, fessiers

Flexions des jambes

Pour les courageuses : 3 séries de 8 répétitions.

Pour les décontractées : 2 séries de 8 répétitions.

Pour tonifier

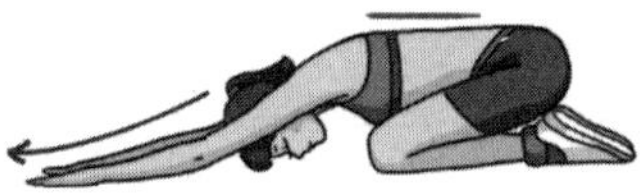

Exercice 5 : stretching dorsal

Étirements dorsaux

Pour les courageuses et les décontractées : 3 postures.

Pour assouplir

1 petits battements des bras tendus

↘ **Cibles : bras, épaules, dos**

description

→ Debout ou assise : élevez vos bras à la verticale. Faites ainsi de petits battements.

→ Travaillez à une cadence lente la première série, puis à votre rythme.

CONSEIL

Veillez à étirer au maximum les épaules vers le haut (elles doivent être haussées) et vers l'arrière.

respiration

Inspirez par le nez et expirez par la bouche à votre rythme.

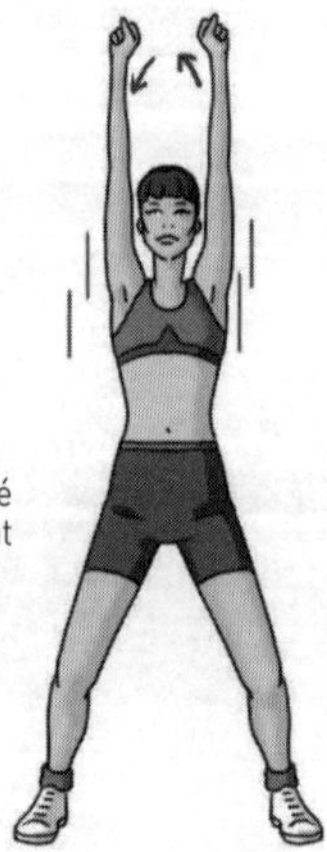
Poings serrés
Bras tendus et parallèles
Dos droit
Bassin poussé vers l'avant
Jambes fléchies et écartées
Pieds parallèles

➔ répétitions

→ Pour les courageuses : 3 séries de 16 battements. Décontractez-vous 4 ou 5 secondes entre chaque série.

→ Pour les décontractées : 3 séries de 10 battements. Décontractez-vous 7 ou 8 secondes entre chaque série.

➔ variantes

→ Faites 2 séries de 16 battements en alternant 2 petits battements et 2 plus grands.

→ Faites 1 série de 16 battements d'un bras (en conservant l'autre immobile à la verticale), puis 1 série de 16 battements de l'autre bras.

➔ les bienfaits de l'exercice

Il permet avant tout un échauffement en douceur du haut du dos et des épaules. Il prépare efficacement les muscles, tendons et articulations aux techniques de renforcement musculaire qui suivent. Une pratique régulière de ce mouvement assouplit fortement les épaules et redonne « un joli port de buste ». Il est recommandé pour contrer l'attitude des épaules tombantes et du dos rond.

PETIT TEST

On trouve le fluor essentiellement dans :

A ☐ les poissons, les haricots blancs, les figues
B ☐ les épinards, les fruits de mer, les poissons
C ☐ les épinards, les abricots secs, les noix de cajou.

Réponse au test : C
On trouve en effet le fluor dans les épinards, les abricots secs et les noix de cajou. On confond souvent le fluor et l'iode, rencontré entre autres dans les haricots verts, les oignons, les algues marines et les poissons.

2 écarts et rapprochés des bras fléchis

↘ **Cibles : pectoraux, haut du dos, bras**

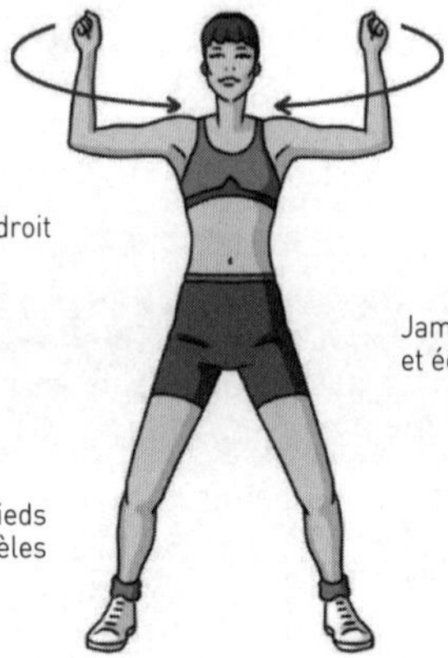

➔ description

→ Debout ou assise, bras en croix : rapprochez et écartez vos bras fléchis en les étirant au maximum vers l'arrière.

→ Travaillez à un rythme lent durant toutes les séries.

↘ **Suggestion :** possibilité de tenir de petits poids (0,5 kg ou 1 kg) ou des livres pour augmenter la difficulté et l'efficacité de cette technique lors de la dernière série (les deux premières servant d'échauffement).

CONSEIL

Veillez à conserver les bras parallèles au sol pendant toute la durée de l'exercice.

respiration

Inspirez par le nez en rapprochant les bras. Expirez par la bouche en les écartant.

répétitions

→ Pour les courageuses : 3 séries de 12 écarts. Décontractez-vous 4 ou 5 secondes entre les séries.

→ Pour les décontractées : 3 séries de 8 écarts. Décontractez-vous 7 ou 8 secondes entre les séries.

variantes

→ Réalisez la dernière série avec les doigts serrés en extension.

→ Réalisez 2 séries de 16 écarts en alternant un écart des bras rapide et un écart des bras très lent.

les bienfaits de l'exercice

Il permet de tonifier les pectoraux et le haut du dos, tout en assouplissant les épaules. Il s'agit d'une technique très connue en musculation et l'une des plus pratiquées.

PETIT TEST

La pectine est :
A ☐ un gélifiant alimentaire artificiel
B ☐ le contenu de certains pépins de fruits
C ☐ une substance gélifiante issue de végétaux

Réponse au test : C
La pectine est un gélifiant naturel, utilisé dans les confitures et certaines substances pharmaceutiques. Elle est soluble et se dissout aisément dans l'intestin où elle se transforme en produit gélatineux. Ce dernier a la particularité de retarder l'absorption des nutriments. On dit que la pectine jouerait entre autres un rôle préventif contre les maladies cardio-vasculaires. On trouve la pectine dans le pamplemousse (1 g pour 100 g), mais également en quantité moindre dans les autres fruits et légumes.

❸ flexions latérales de la taille

↘ Cibles : taille, bras

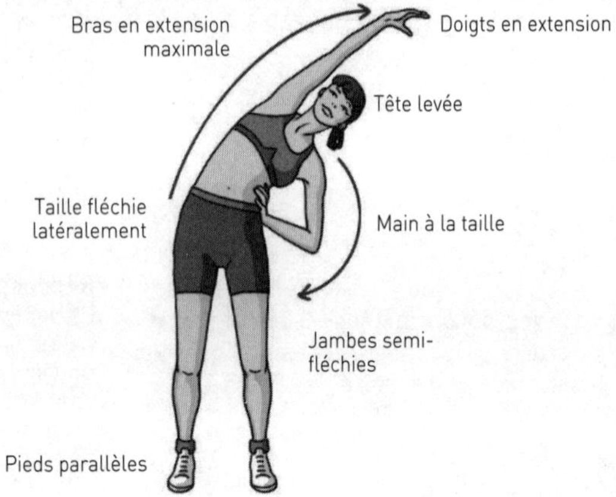

➔ description

→ Debout ou assise, élevez un bras à la verticale.

→ Fléchissez ainsi au maximum la taille du côté opposé au bras en élévation.

→ Travaillez à un rythme lent en permanence.

CONSEIL

Veillez à étirer au maximum l'épaule du bras levé vers l'arrière et vers le haut.

respiration

Inspirez par le nez en redressant le buste. Expirez par la bouche en le fléchissant.

répétitions

→ Pour les courageuses : 3 séries de 20 flexions alternées. Décontractez-vous 4 ou 5 secondes entre les séries.

→ Pour les décontractées : 3 séries de 14 flexions alternées. Décontractez-vous 7 ou 8 secondes entre les séries.

variantes

→ Faites une série de 20 flexions uniquement à gauche, puis une série de 20 flexions uniquement à droite.

→ Faites 2 séries de 16 flexions alternées en marquant un temps d'arrêt de 4 secondes en fin de mouvement.

les bienfaits de l'exercice

Il est intéressant car il tonifie et étire la taille, tout en étant d'une réalisation très agréable. De plus, c'est une technique qui met en action non seulement les muscles obliques, mais également les muscles des épaules et du dos.

PETIT TEST

L'hypertension artérielle touche (en pourcentage de la population française) :

A ☐ environ 15 %
B ☐ environ 8 %
C ☐ environ 4 %

Réponse au test : A
L'hypertension artérielle touche 15 % de la population française, soit près de 8 millions de Français, bien qu'il s'agisse, pour la majorité, de cas d'hypertension primaire légère.
À savoir : on ne meurt pas d'hypertension artérielle, mais elle peut être la cause en partie d'une défaillance cardiaque, cérébrale ou vasculaire.
L'hypertension propulse avec trop de force le sang dans les artères, ce qui les endommage et peut générer des caillots. Pour lutter contre l'hypertension, il importe d'avoir une alimentation pauvre en corps gras saturés.

4 flexions des jambes

↘ Cibles : jambes, cuisses, fessiers

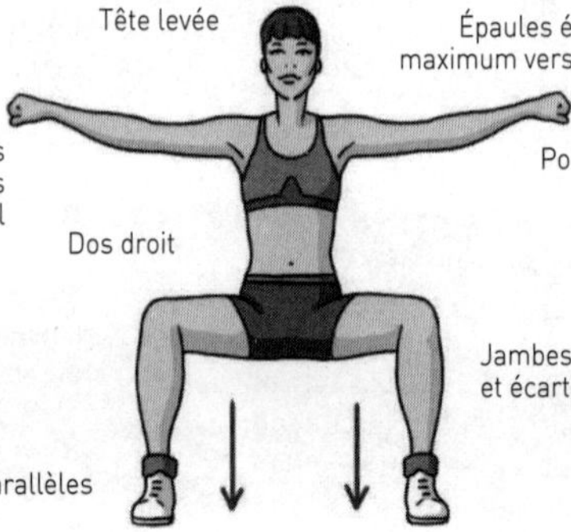

description

→ Debout, bras en croix : fléchissez les jambes jusqu'à ce que les cuisses soient parallèles au sol.

→ Travaillez à votre cadence, mais le plus régulièrement possible.

CONSEIL

Veillez à ne pas abaisser les bras en fléchissant les jambes, ainsi qu'à ne pas pencher le buste vers l'avant.

respiration

Inspirez par le nez en fléchissant les jambes. Expirez par la bouche en les tendant.

répétitions

→ Pour les courageuses : 3 séries de 8 flexions. Décontractez-vous 4 ou 5 secondes entre les séries.

→ Pour les décontractées : 2 séries de 8 flexions. Décontractez-vous 7 ou 8 secondes entre les séries.

variantes

→ Faites 3 séries de 12 flexions avec les pieds en ouverture (dirigés vers l'extérieur).

→ Faites 2 séries de 10 flexions en restant 3 secondes immobile lorsque les cuisses sont parallèles au sol.

les bienfaits de l'exercice

Il permet de réapprendre à se baisser correctement sans s'abîmer le dos et de solliciter, en plus des muscles des jambes et des fessiers, le système cardio-pulmonaire.

PETIT TEST

Quel est le pourcentage d'individus en France souffrant d'insomnie occasionnelle ?

A ☐ 41 %
B ☐ 27 %
C ☐ 14 %

Réponse au test : B
27 % d'hommes et de femmes tous âges confondus. L'insomnie touche deux fois plus les femmes. Il faut souligner aussi que les problèmes d'insomnie augmentent avec l'âge. En effet, plus de 20 % des personnes de plus de 60 ans souffrent de difficultés d'endormissement. Avec l'âge, le sommeil devient léger et cela diminue les stades de sommeil profond. L'insomnie peut également être due à une activité trop intense durant la journée ou à une activité physique trop dynamique (style aérobic) le soir.

5 étirements dorsaux

↘ **Stretching dorsal**

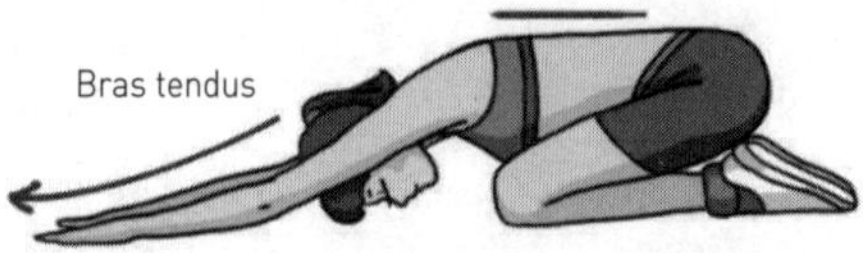
Dos plat
Bras tendus
Dessus des pieds en contact avec le sol
Paumes sur le sol
Tête dirigée vers le sol
Jambes repliées et serrées

description

→À genoux : basculez votre buste vers l'avant.

→Étirez ainsi les bras devant vous durant 10 secondes.

CONSEIL

Veillez à ne pas décoller les fessiers des talons.

respiration

Inspirez par le nez puis expirez par la bouche durant toute la durée de l'étirement.

répétitions

Pour les courageuses et les décontractées : 3 étirements. Décontractez-vous 4 ou 5 secondes entre chaque étirement.

➔ variantes

→Étirez simultanément 2 fois le bras gauche avec la jambe droite tendue, puis 2 fois le bras droit avec la jambe gauche tendue.

→Écartez les jambes et réalisez ainsi 3 étirements.

➔ les bienfaits de l'exercice

Il permet d'étirer la colonne vertébrale et les épaules en toute sécurité. Cette posture très connue de stretching sollicite bien les muscles en décontraction et apporte une réelle détente.

PETIT TEST

Qu'est-ce qui est constitué de feuilles vertes, qui se mange frais ou cuit et qui est plein de bêta-carotène ?

A ☐ le cresson
B ☐ la salade
C ☐ le céleri

Réponse au test : A
Le cresson, qui appartient à la famille des crucifères, comporte des vitamines C et E. Il contient aussi du PEITC (phénéty-lisothiocyanate), excellent pour la santé. Il aurait également, en consommation importante, un rôle préventif contre les maladies cardiovasculaires.

programme du mardi en 15 minutes

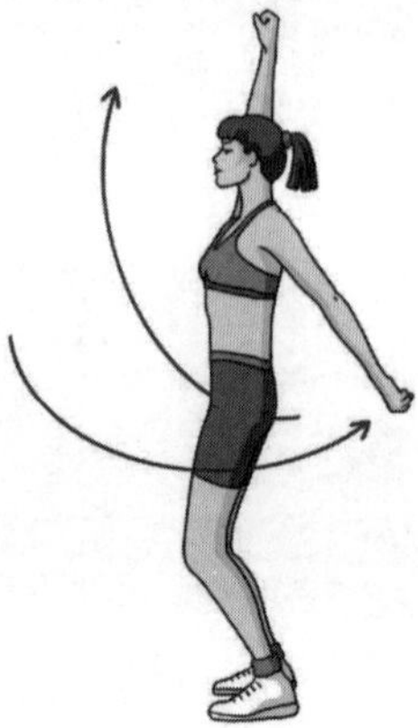

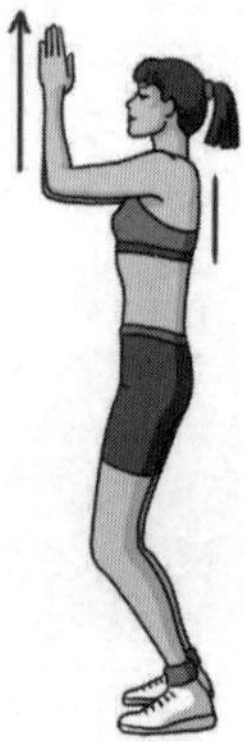

Exercice 1 : bras, épaules

Battements alternés des bras tendus

Pour les courageuses : 3 séries de 16 répétitions.

Pour les décontractées : 3 séries de 12 répétitions.

Pour tonifier

Exercice 2 : épaules, pectoraux, bras

Élévations des avant-bras serrés

Pour les courageuses : 3 séries de 12 répétitions.

Pour les décontractées : 2 séries de 12 répétitions.

Pour tonifier

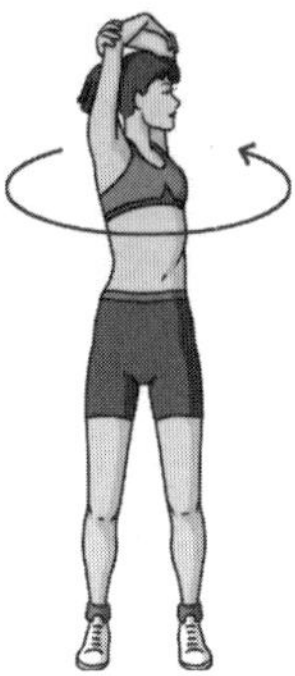

Exercice 3 : taille, bras

Rotations alternées de la taille

Pour les courageuses : 3 séries de 16 répétitions.

Pour les décontractées : 2 séries de 12 répétitions.

Pour tonifier

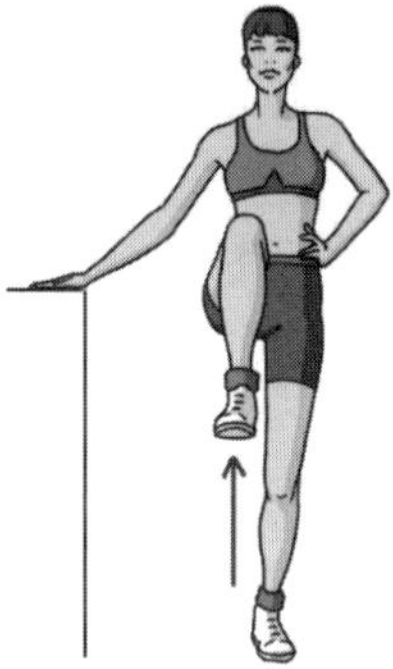

Exercice 4 : jambes, cuisses, fessiers

Élévations de la jambe fléchie

Pour les courageuses : 3 séries de 10 répétitions.

Pour les décontractées : 2 séries de 10 répétitions.

Pour tonifier

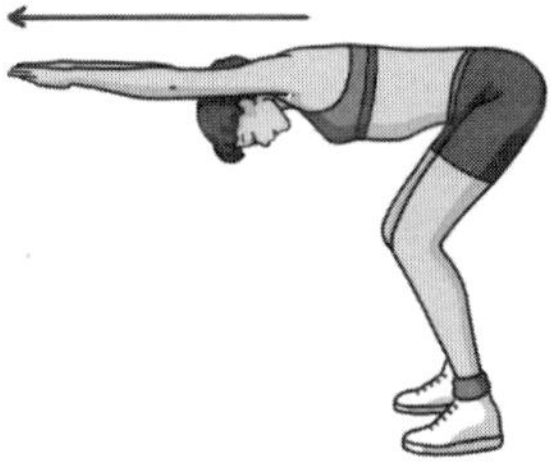

Exercice 5 : stretching dorsal

Étirements dorsaux

Pour les courageuses et les décontractées : 3 postures.

Pour assouplir

1 battements alternés des bras tendus

↘ **Cibles : bras, épaules**

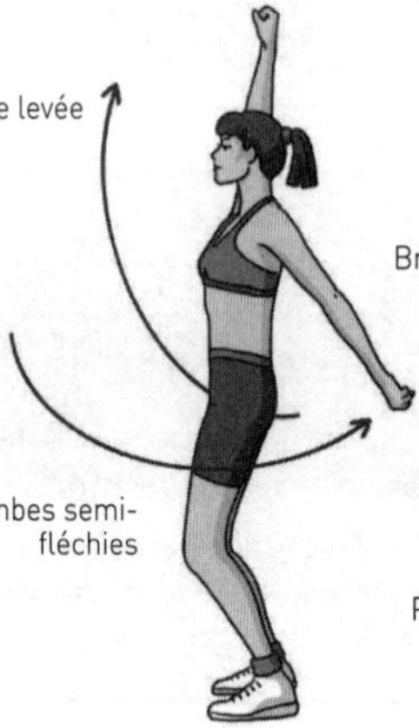

description

→ Debout ou assise : pratiquez de grands battements de vos bras à la verticale devant vous en augmentant l'amplitude gestuelle au fur et à mesure.

→ Travaillez à une cadence lente.

CONSEIL

Veillez à étirer au maximum les bras vers l'arrière en haut et en bas.

respiration

Inspirez par le nez et expirez par la bouche sur un rythme régulier (essayez de toujours inspirer par exemple pendant l'élévation du même bras).

répétitions

- → Pour les courageuses : 3 séries de 16 battements. Décontractez-vous 4 ou 5 secondes entre chaque série.
- → Pour les décontractées : 3 séries de 12 battements. Décontractez-vous 7 ou 8 secondes entre chaque série.

variantes

- → Faites 2 séries de 8 élévations du bras gauche puis 2 séries de 8 élévations du bras droit.
- → Faites 2 séries de 16 petits battements très rapides, puis 2 séries de 12 grands battements très lents.

les bienfaits de l'exercice

Il permet un travail musculaire brachial et dorsal agréable, ainsi qu'une mise en action progressive de l'effort musculaire. Cet exercice restructure notamment bien la partie intérieure des bras, ce qui en fait une technique très prisée des femmes.

PETIT TEST

En combien de catégories se divisent les troubles du sommeil ?

A ☐ 5
B ☐ 3
C ☐ 4

Réponse au test : C
Les troubles du sommeil se scindent en 4 catégories bien distinctes :
1. L'insomnie, qui se caractérise par la difficulté à rester endormi.
2. L'hypersomnie, qui consiste à avoir envie de sommeiller toute la journée.
3. La parasomnie, qui correspond à des comportements anormaux pendant le sommeil.
4. Les troubles du rythme circadien, qui touchent les personnes qui ont tendance à s'endormir lorsqu'il faut être éveillé et inversement.
Tous ces troubles peuvent être traités en milieu hospitalier.

2 élévations des avant-bras serrés

↘ **Cibles : épaules, pectoraux, bras**

description

→ Debout ou assise : serrez vos avant-bras à la perpendiculaire. Élevez-les ainsi devant vous par petits mouvements réguliers.

→ Travaillez lentement.

↘ **Suggestion :** vous pouvez tenir un gros livre entre vos mains pour augmenter la difficulté de cette technique.

CONSEIL

Veillez à ne pas décoller les coudes.

respiration

Inspirez par le nez et expirez par la bouche sur un rythme régulier.

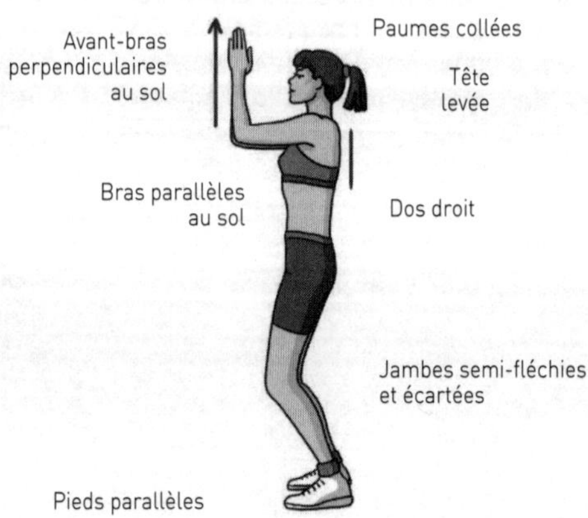

➔ répétitions

- ➔Pour les courageuses : 3 séries de 12 élévations des bras. Décontractez-vous 4 ou 5 secondes entre chaque série.
- ➔Pour les décontractées : 2 séries de 12 élévations des bras. Décontractez-vous 7 ou 8 secondes entre chaque série.

➔ variantes

- ➔Faites 3 séries de 12 élévations en alternant une grande élévation et une petite.
- ➔Faites 3 séries de 12 élévations en alternant une élévation vers la gauche et une élévation vers la droite.

➔ les bienfaits de l'exercice

C'est un exercice qui étire le haut du dos tout en tonifiant la masse pectorale. Il est connu pour remuscler en finesse les pectoraux et pour améliorer l'allure du décolleté. Il a l'avantage de ne nécessiter que peu de place pour être réalisé.

PETIT TEST SUR LA SANTÉ

Le lithium est :
A ☐ une préparation médicamenteuse
B ☐ un métal
C ☐ un oligoélément

Réponse au test :
B et C
Le lithium est un métal blanc, alcalin, ayant la particularité d'être le plus léger des corps solides, et dont les sels sont utilisés en psychiatrie comme régulateurs de l'humeur. On l'emploie essentiellement pour soigner les maniaco-dépressifs. Le lithium sous forme d'oligoélément constitue un traitement de moindre efficacité pour combattre les troubles émotifs. On le conseille pour les problèmes de dépression, d'insomnie, d'angoisse, ou de trouble du comportement.

3 rotations alternées de la taille

↘ Cibles : taille, bras

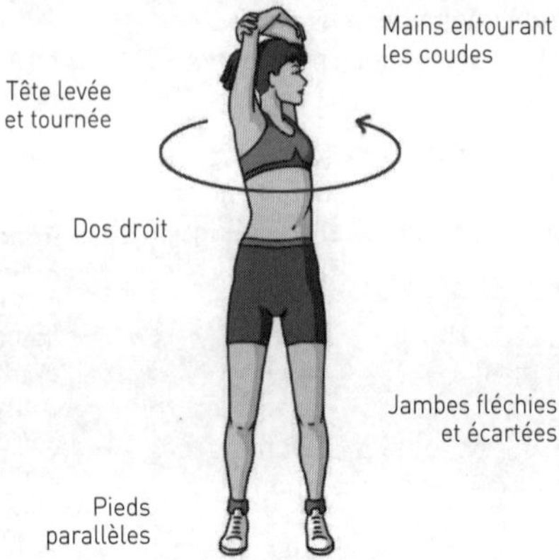

➔ description

→ Debout ou assise, bras levés. Réalisez ainsi des rotations du tronc à gauche et à droite.

→ Travaillez lentement.

➔ respiration

Inspirez par le nez lorsque le buste revient de face. Expirez par la bouche lors de la rotation.

CONSEIL

Veillez à étirer le plus possible les épaules vers l'arrière tout en gardant les épaules haussées en permanence. Ayez également le bassin de face en permanence.

➔ répétitions

- ➔Pour les courageuses : 3 séries de 16 rotations alternées. Décontractez-vous 4 ou 5 secondes entre les séries.
- ➔Pour les décontractées : 2 séries de 12 rotations alternées. Décontractez-vous 7 ou 8 secondes entre les séries.

➔ variantes

- ➔Faites 3 séries de 12 rotations alternées avec les bras tendus à la verticale (épaules haussées, doigts entrelacés, paumes vers le haut).
- ➔Faites 3 séries de 12 rotations alternées avec les bras en croix (épaules haussées).

➔ les bienfaits de l'exercice

Cette technique permet à la fois un étirement des muscles dorsaux et l'amélioration de la souplesse de la taille. Il permet une progression rapide et donne vraiment une impression de muscles déliés en fin de réalisation. C'est une technique bien connue aux États-Unis et qui n'est pratiquée que depuis peu dans les cours collectifs en France.

PETIT TEST

L'hypocondrie est :

A ☐ un état obsessionnel

B ☐ une maladie mentale

C ☐ un état d'anxiété

Réponse au test : C

L'hypocondrie est un état d'anxiété permanente, pathologique, concernant la santé, l'état et le fonctionnement des organes. Cette caractéristique est fréquente chez les dépressifs volubiles quant au seul sujet qui les intéresse : « leur état de santé ». Les médecins homéopathes ordonnent des remèdes à base de thuya, de phosphorus, de luesinum ou de natrum muriaticum.

4 élévations de la jambe fléchie

↘ **Cibles : jambes, cuisses, fessiers**

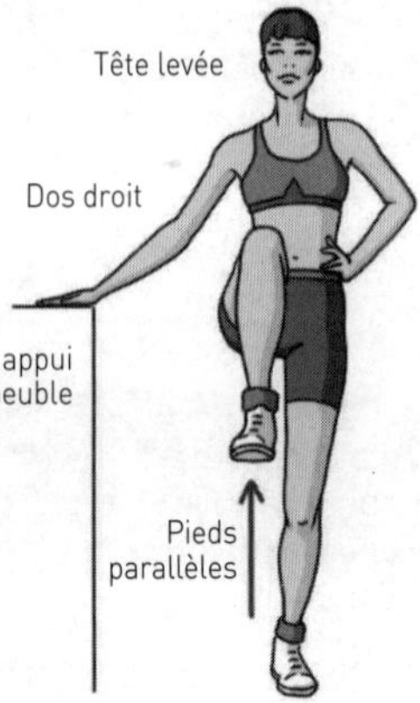

➔ description

→ Debout : élevez un genou devant vous le plus haut possible sans reposer le pied sur le sol à chaque fois.

→ Travaillez le plus lentement et le plus régulièrement possible.

↘ **Suggestion :** si vous avez des lests de cheville de 0,5 kg ou 1 kg, n'hésitez pas à les porter lors des 2 dernières séries.

➔ respiration

Inspirez par le nez en descendant la jambe. Expirez par la bouche en la montant.

CONSEIL

Veillez à conserver le dos et la jambe d'appui parfaitement immobiles.

PETIT TEST/ QUESTION

Combien de sortes de cellulite existe-t-il ?

A ☐ 4
B ☐ 3
C ☐ 2

➔ répétitions

➔ Pour les courageuses : 3 séries de 10 élévations de chaque jambe. Décontractez-vous 4 ou 5 secondes entre chaque série.

➔ Pour les décontractées : 2 séries de 10 élévations de chaque jambe. Décontractez-vous 7 ou 8 secondes entre chaque série.

➔ variantes

➔ Faites 3 séries de 12 élévations de chaque jambe en alternant une grande élévation et une petite.

➔ Faites 3 séries de 12 petites élévations en restant en position haute de chaque jambe.

➔ les bienfaits de l'exercice

Cette technique permet de travailler au mieux la tonicité musculaire de la cuisse et des fessiers tout en exerçant la faculté d'équilibre (surtout si vous ne vous tenez pas). Elle requiert de la concentration pour être exécutée convenablement, ce qui en fait un exercice vraiment intéressant.

PETIT TEST/ RÉPONSE

Réponse au test : B
Il existe trois sortes de cellulite :
1. La cellulite dite « molle » : elle est très courante et concerne plutôt les femmes approchant de la cinquantaine. Cependant, on peut la trouver également chez des personnes très sédentaires. On la reconnaît à la peau distendue, comme altérée, les tissus semblent avachis. On la remarque plus lorsque la personne est sujette à des variations de poids.
2. La cellulite dite « dure » : elle concerne les sujets jeunes et peut être douloureuse. Son aspect est beaucoup plus dense.
3. La cellulite dite « scléreuse » : elle se traduit par des plaques cellulitiques flasques. La couleur de la peau est très pâle. Elle fait souvent son apparition au moment de la ménopause ou parfois juste après.

5 étirements dorsaux

↘ Stretching dorsal

description

→ Debout : penchez le buste vers l'avant et étirez ainsi au maximum vos bras devant vous pendant 8 secondes avant de relâcher complètement le corps pendant une dizaine de secondes.

→ Travaillez le plus lentement et le plus régulièrement possible.

CONSEIL

Veillez à relâcher complètement la nuque.

respiration

Inspirez lentement par le nez en prenant la position. Expirez tout doucement par la bouche durant la phase d'étirement.

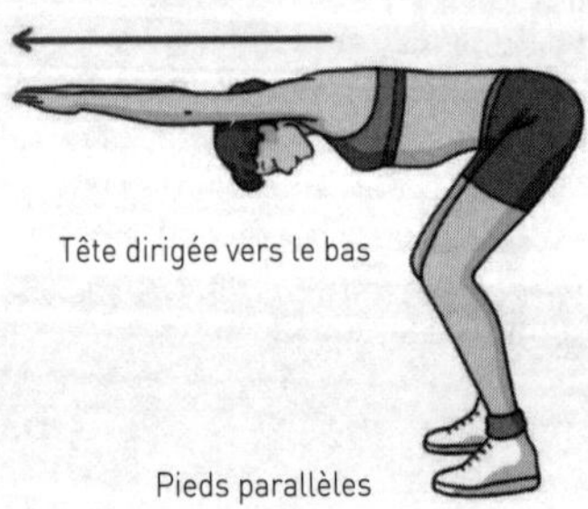

répétitions

Pour les courageuses et les décontractées : 3 étirements. Décontractez-vous 4 ou 5 secondes entre chaque posture.

variantes

→ Faites 4 postures en étirant un bras pendant 8 secondes puis l'autre en alternance.

→ Faites 3 postures en ayant les jambes tendues.

les bienfaits de l'exercice

Cette technique de stretching est une des postures fondamentales d'étirement dorsal et permet d'étirer l'ensemble de la colonne vertébrale en toute sécurité. Elle clôt de façon bénéfique une séance de tonicité musculaire.

PETIT TEST

Quelles sont les vitamines liposolubles ?

A ☐ A, D, B1, B9
B ☐ A, E, F, B8
C ☐ A, D, E, K, F

Réponse au test : C
Les vitamines liposolubles, c'est-à-dire solubles dans les corps gras, sont les vitamines :

- A, que l'on trouve dans les fruits, le poisson, les produits laitiers et les légumes,
- D, que l'on trouve dans les produits laitiers et les huiles de poisson, les œufs, le foie, les volailles,
- E, que l'on trouve dans les germes des céréales, la levure, les huiles végétales,
- K, que l'on trouve dans les légumes verts, les œufs, le foie, les céréales,
- F, que l'on trouve dans les légumes verts.

programme du mercredi en 15 minutes

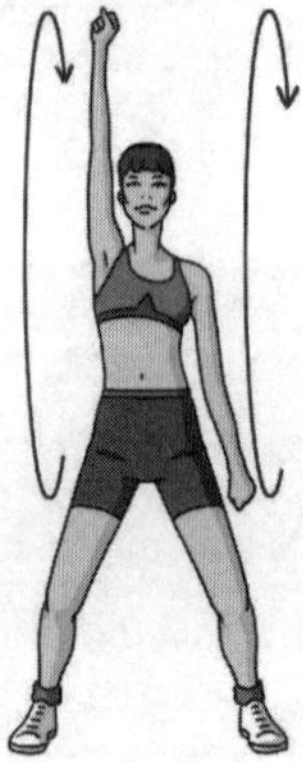

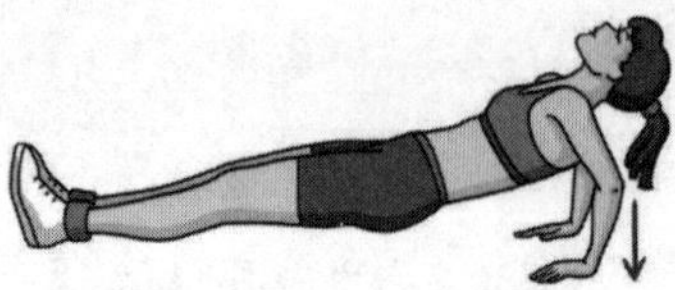

Exercice 1 : bras, épaules, dos

Cercles alternés des bras

Pour les courageuses : 3 séries de 16 répétitions alternées.

Pour les décontractées : 2 séries de 16 répétitions alternées.

Pour tonifier

Exercice 2 : bras, épaules

Rétropropulsions des bras (légères pompes à l'envers)

Pour les courageuses : 3 séries de 8 répétitions.

Pour les décontractées : 3 séries de 6 répétitions.

Pour tonifier

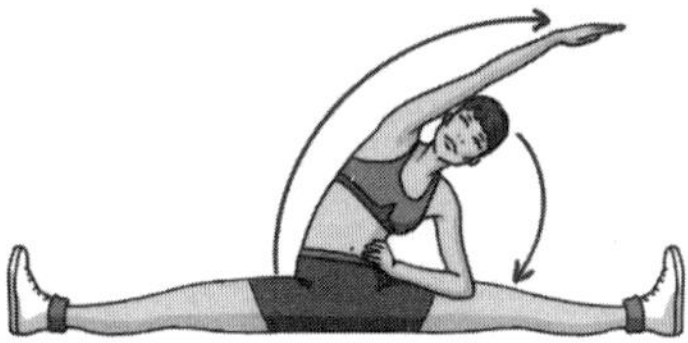

Exercice 3 : taille, dos

Flexions alternées de la taille

Pour les courageuses : 4 séries de 12 répétitions alternées.

Pour les décontractées : 4 séries de 8 répétitions alternées.

Pour tonifier

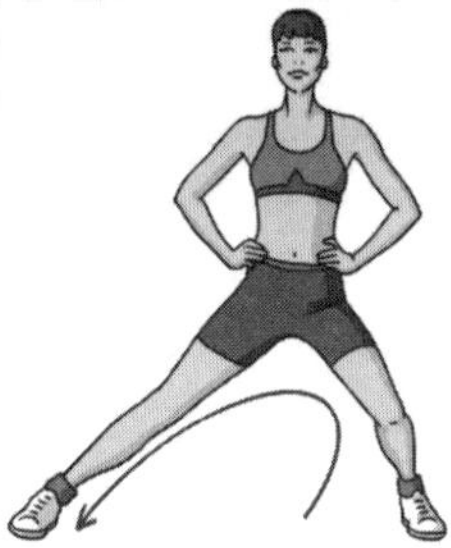

Exercice 4 : jambes, cuisses, fessiers

Passages du corps d'une jambe sur l'autre

Pour les courageuses : 2 séries de 20 répétitions alternées.

Pour les décontractées : 2 séries de 16 répétitions alternées.

Pour tonifier

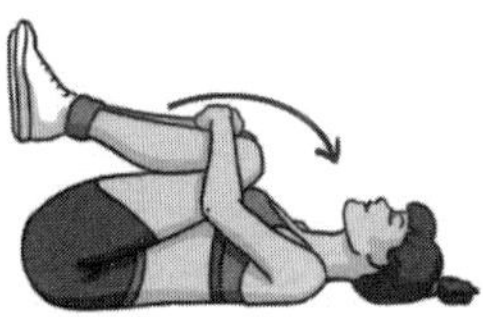

Exercice 5 : stretching dorsal

Enroulés du bas du dos

Pour les courageuses et les décontractées : 3 enroulés.

Pour assouplir

1 cercles alternés des bras

↘ Cibles : bras, épaules, dos

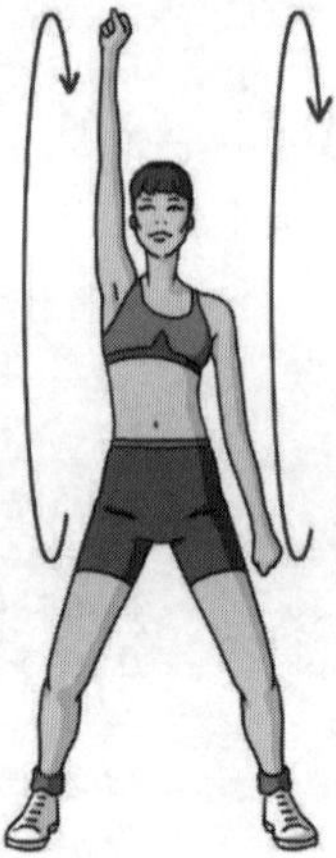
Poings serrés
Tête levée
Dos droit
Bras en extension maximale
Jambes fléchies
Pieds parallèles

➔ description

→Debout ou assise : réalisez de grands cercles alternés des bras. Veillez à passer le bras le plus près possible de l'oreille.

→Travaillez très lentement lors de la première série, puis à votre rythme les séries suivantes.

➔ respiration

Inspirez par le nez en redescendant un bras. Expirez par la bouche en le remontant.

➔ répétitions

→Pour les courageuses : 3 séries de 16 cercles alternés vers l'arrière. Décontractez-vous 4 ou 5 secondes entre chaque série.

→ Pour les décontractées : 2 séries de 16 cercles alternés vers l'arrière. Décontractez-vous 7 ou 8 secondes entre les séries.

variantes

→ Faites 3 séries de 16 cercles simultanés des bras vers l'avant et vers l'arrière en alternance.

→ Faites 2 séries de 10 cercles alternés des bras vers l'arrière, puis 2 séries de 10 cercles alternés vers l'avant.

les bienfaits de l'exercice

Cet exercice constitue un échauffement musculaire et articulaire efficace. Il met en action un grand nombre de groupes musculaires (dorsaux, épaules, bras) tout en améliorant l'amplitude articulaire des épaules. Il est d'une réalisation très agréable.

PETIT TEST

Quelles sont les caractéristiques de l'arthrose ?
A ☐ lésions du cartilage, épanchement ponctuel de synovie
B ☐ lésions du cartilage, lésions osseuses de voisinage
C ☐ lésions du cartilage, lésions osseuses de l'articulation

Réponse au test : B
L'arthrose, qui est une dégénérescence de l'articulation, est caractérisée par des fissures du cartilage, par la présence d'ostéophytes et par un épaississement de la synovie. Elle est souvent plus précoce chez les assidus du judo, chez les personnes présentant une fragilité articulaire, chez les pratiquants de sports traumatisants. Elle est le plus souvent localisée chez le sportif en raison de l'activité pratiquée (le genou chez le footballeur, la colonne vertébrale chez le judoka, etc.). Il convient cependant de distinguer la fausse arthrose (sans altération de cartilage) de l'arthrose vraie (avec pincement de l'interligne articulaire, douleurs, ostéophytes, etc.).

❷ rétropropulsions des bras (légères pompes à l'envers)

↘ **Cibles : bras, épaules**

➔ description

→ Allongée sur le dos : repoussez le sol avec les mains sans vous cambrer.

→ Travaillez à votre rythme, mais avec régularité.

➔ respiration

Inspirez par le nez en fléchissant sur vos avant-bras. Expirez par la bouche en les tendant.

CONSEIL

Veillez à garder le dos et la jambe immobiles en permanence. Ce sont uniquement les coudes qui doivent se fléchir.

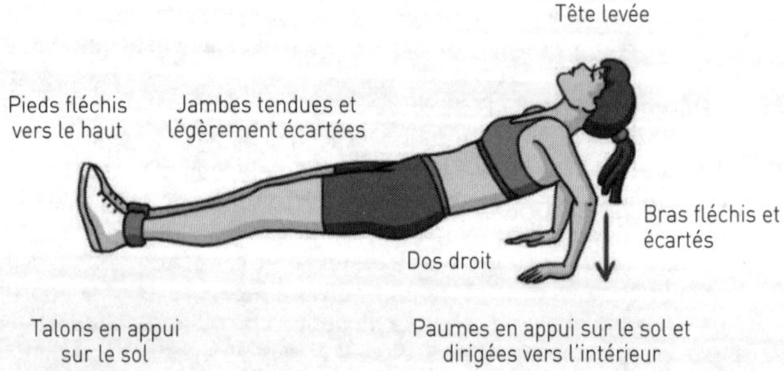

répétitions

- Pour les courageuses : 3 séries de 8 rétropropulsions des bras. Décontractez-vous 4 ou 5 secondes entre chaque série.
- Pour les décontractées : 3 séries de 6 rétropropulsions des bras. Décontractez-vous 7 ou 8 secondes entre les séries.

variantes

- Faites 3 séries de 8 rétropropulsions des bras en ayant les jambes écartées.
- Faites 3 séries de 8 rétropropulsions des bras en descendant les bras le plus lentement possible (essayez de compter jusqu'à 5 durant la descente).

les bienfaits de l'exercice

Cet exercice est l'une des meilleures techniques pour réduire le relâchement du dessous des bras ou pour le supprimer. La pratique régulière de ce mouvement donne un résultat relativement rapide.

PETIT TEST

De quel pourcentage par an la DHEA diminue-t-elle après 25 ans ?

A ☐ 1 à 2 %
B ☐ 4 à 5 %
C ☐ 6 à 7 %

Réponse au test : A
La DHEA (sulfate de déhydroépiandrostérone ou SDHEA) diminue de 1 à 2 % par an environ après 25 ans. Mais il importe de préciser que chaque individu produit et perd la DHEA à son propre rythme. En moyenne, un individu âgé de 75 ans ne possède plus que 15 à 20 % du potentiel de DHEA qu'il possédait à 25 ans. La DHEA agirait en se transformant en petite quantité de testostérone et d'œstrogènes aux répercussions anabolisantes. Elle stimulerait la synthèse hépatique d'IGFI (facteur de croissance) et serait également un neurostéroïde stimulant de certaines fonctions cérébrales.

3 flexions alternées de la taille

↘ Cibles : taille, dos

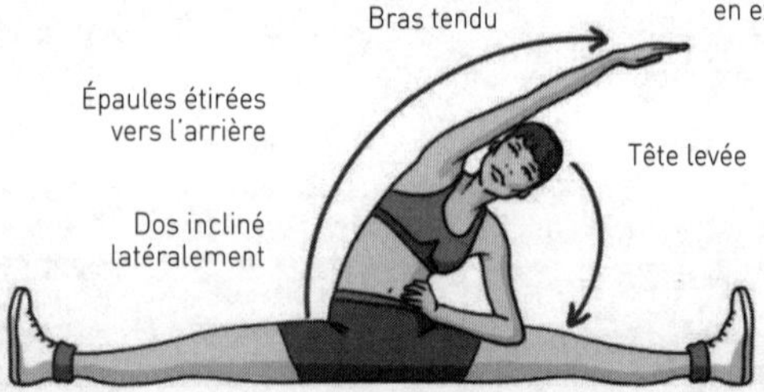

➔ description

→ Assise, inclinez en alternance votre buste latéralement en changeant d'élévation de bras à chaque fois.

→ Travaillez à votre rythme.

CONSEIL
Veillez à étirer le plus possible les épaules vers l'arrière tout en les haussant en permanence.

➔ respiration

Inspirez par le nez en redressant le buste. Expirez par la bouche en fléchissant le buste.

répétitions

- Pour les courageuses : 4 séries de 12 flexions alternées. Décontractez-vous 4 ou 5 secondes entre les séries.
- Pour les décontractées : 4 séries de 8 flexions alternées. Décontractez-vous 7 ou 8 secondes entre les séries.

variantes

- Faites 4 séries de 12 flexions alternées en serrant et en écartant les jambes à chaque flexion.
- Faites 4 séries de 12 flexions alternées en mettant une main sur le sol au lieu de la poser sur la hanche.

les bienfaits de l'exercice

Cette technique permet un étirement maximal des muscles latéraux de la taille. Elle a aussi une incidence sur le fonctionnement organique. Elle permet d'améliorer très rapidement la flexion latérale.

PETIT TEST

Qu'est-ce qu'une hernie musculaire ?

A ☐ une atteinte à l'enveloppe musculaire, au tendon et au muscle
B ☐ une atteinte au muscle
C ☐ une atteinte de l'enveloppe musculaire

Réponse au test : C
La hernie musculaire est une atteinte musculaire au niveau de l'enveloppe (l'aponévrose). Le muscle saille là où elle est sectionnée. La hernie musculaire est très rare, mais peut apparaître dans les cas d'entraînements sportifs mal menés. Elle occasionne une gêne et parfois une douleur. Sa grosseur peut aller de celle d'une noix à celle d'un œuf. Elle peut diminuer, voire disparaître lors de la contraction musculaire, et saillir au repos. Il n'y a pas de traitement connu. Éventuellement, on peut suturer l'aponévrose.

4 passages du corps d'une jambe sur l'autre

↘ **Cibles : jambes, cuisses, fessiers**

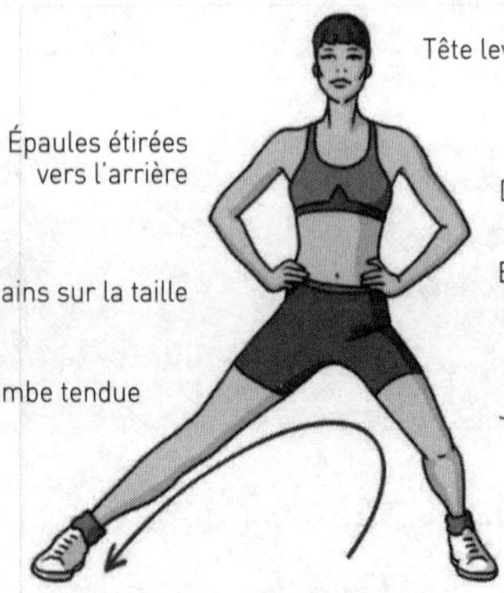
Tête levée
Épaules étirées vers l'arrière
Dos droit
Bras fléchis
Mains sur la taille
Jambe tendue
Jambe fléchie
Pieds parallèles

description

→ Jambe fléchie, tendez l'autre jambe sur le côté : faites ainsi passer le poids de votre corps d'un côté puis de l'autre.

→ Travaillez à un rythme dynamique.

CONSEIL

Veillez à garder le dos immobile, sans l'incliner vers l'avant.

respiration

Inspirez par le nez en descendant le corps. Expirez par la bouche en le montant.

répétitions

→ Pour les courageuses : 2 séries de 20 flexions alternées des jambes. Décontractez-vous 4 ou 5 secondes entre chaque série.

→ Pour les décontractées : 2 séries de 16 flexions alternées des jambes. Décontractez-vous 7 ou 8 secondes entre les séries.

variantes

→ Faites 2 séries de 20 flexions alternées des jambes avec les pieds en ouverture.

→ Faites 2 séries de 12 flexions alternées des jambes en ayant le buste penché vers l'avant et les bras tendus devant vous.

les bienfaits de l'exercice

Cette technique, très pratiquée dans beaucoup de sports, tonifie les jambes tout en améliorant leur écart. Elle est ainsi relativement complète.

PETIT TEST

Qu'est-ce que le hallus valgus ?

A ☐ une protubérance osseuse du genou
B ☐ une déformation d'un doigt
C ☐ une déviation extérieure du gros orteil

Réponse au test : C
Le hallus valgus est une déviation du gros orteil. Il provoque une protubérance, créant des difficultés à se chausser. Le port de chaussures trop étroites peut accentuer cette saillie. Il peut arriver qu'une poche séreuse se développe sur la protubérance. Le remède le plus efficace est d'ordre chirurgical, même s'il existe des méthodes de massage, de mobilisation passive et de bain qui dans l'ensemble ne sont pas très efficaces.

5 enroulés du bas du dos

↘ Stretching dorsal

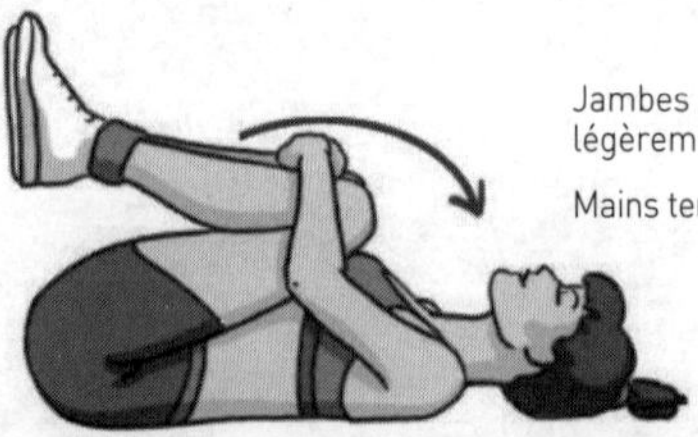

➔ description

→ Allongée sur le dos, ramenez vos genoux vers la poitrine. Maintenez la position pendant 10 secondes.

→ Travaillez à un rythme dynamique.

CONSEIL

Veillez à décontracter le plus possible votre nuque.

➔ respiration

Inspirez par le nez et expirez par la bouche le plus lentement possible.

➔ répétitions

Pour les courageuses et les décontractées : 3 enroulés du bas du dos. Décontractez-vous 4 ou 5 secondes entre chaque enroulé.

variantes

- Faites 4 postures alternées en ramenant un seul genou vers la poitrine.
- Faites 4 postures avec les jambes toujours fléchies mais écartées.

les bienfaits de l'exercice

Cette technique de stretching relaxe très bien et soulage certains maux lombaires. On la conseille notamment aux personnes travaillant longtemps devant un ordinateur. Elle est recommandée également après avoir porté des charges relativement lourdes (courses, par exemple). Ses effets bénéfiques durent pendant plusieurs heures.

PETIT TEST

L'autre appellation de la vitamine B9 ?

A ☐ l'acide folique
B ☐ l'inositol
C ☐ la biotine

Réponse au test : A

La vitamine B9, ou acide folique, agit simultanément avec la vitamine B12 dans la synthèse de l'ADN (acide désoxyribonucléique constituant l'essentiel des chromosomes du noyau cellulaire) et de l'ARN (acide ribonucléique). La vitamine B9 joue également un rôle dans la synthèse des neurotransmetteurs, ainsi qu'au niveau de la biosynthèse des protéines. Elle a aussi une action antioxydante et intervient dans l'élaboration des globules rouges. On la trouve dans la viande, les abats, le poisson, les œufs, les bananes, les légumes verts, les céréales complètes.

programme du jeudi en 15 minutes

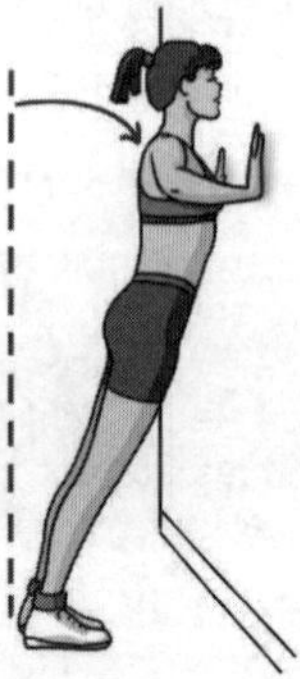

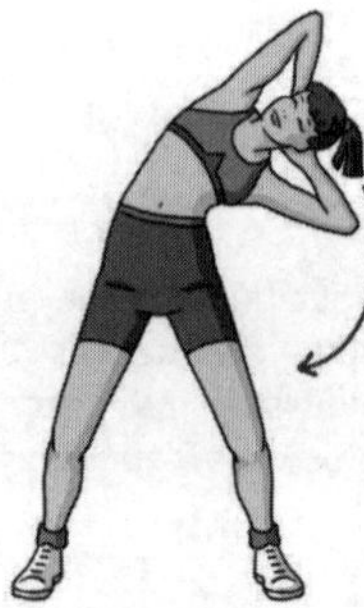

Exercice 1: bras, poitrine, haut du dos

Rétropropulsions des bras

Pour les courageuses : 3 séries de 10 répétitions.

Pour les décontractées : 2 séries de 10 répétitions.

Pour tonifier

Exercice 2 : taille, dos

Flexions latérales de la taille

Pour les courageuses : 2 séries de 20 répétitions alternées.

Pour les décontractées : 2 séries de 15 répétitions alternées.

Pour tonifier

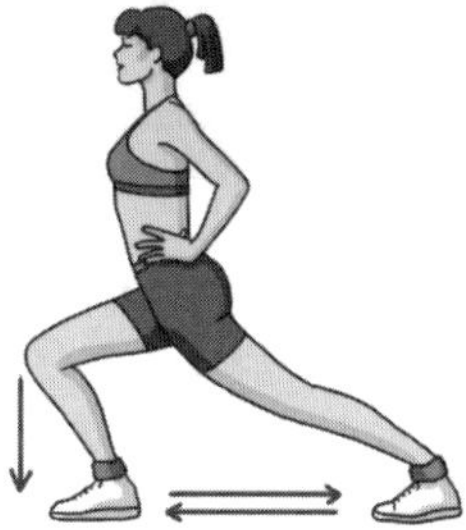

Exercice 3 : jambes, fessiers

Ramenés avant d'une jambe

Pour les courageuses : 2 séries de 15 répétitions de la jambe droite, puis de la jambe gauche.

Pour les décontractées : 2 séries de 10 répétitions de la jambe droite, puis de la jambe gauche.

Pour tonifier

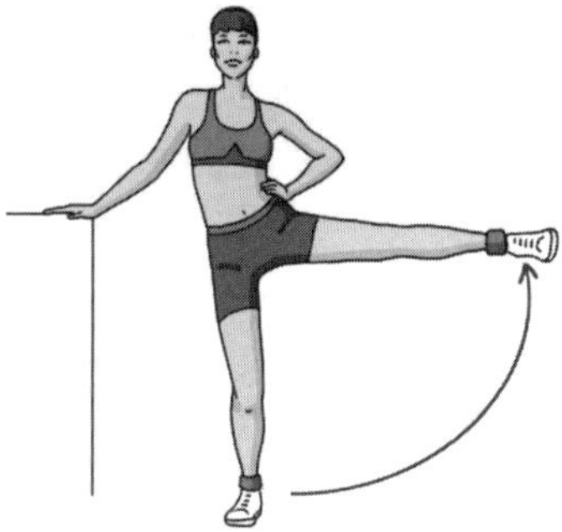

Exercice 4 : fessiers, intérieur des cuisses

Élévations latérales d'une jambe

Pour les courageuses : 2 séries de 15 répétitions de la jambe droite, puis de la jambe gauche.

Pour les décontractées : 2 séries de 10 répétitions de la jambe droite, puis de la jambe gauche.

Pour tonifier

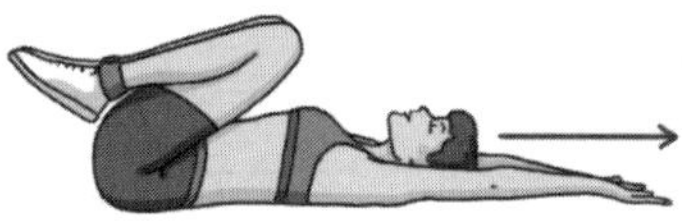

Exercice 5 : stretching dorsal et brachial

Étirements dorsaux et brachiaux

Pour les courageuses et les décontractées : 3 étirements.

Pour assouplir

❶ rétropropulsions des bras

↘ Cibles : bras, poitrine, haut du dos

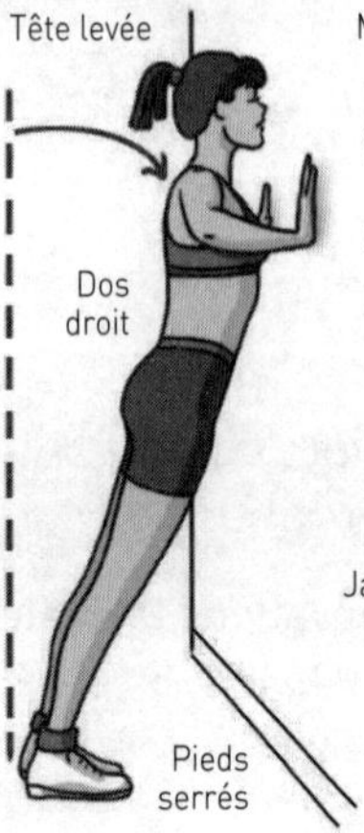

CONSEIL
Veillez à ne pas vous cambrer.

PETIT TEST/ QUESTION

Quelle est la quantité de fer que contient la viande (pour 100 g) en moyenne ?

A ☐ 3 mg
B ☐ 50 mg
C ☐ 20 mg

➔ description

→ Debout, face à un mur (à environ 30 cm) : laissez-vous chuter vers l'avant, paumes sur le mur, puis revenez en position debout, en tendant les bras.

→ Travaillez à votre rythme.

➔ respiration

Expirez par la bouche en reprenant la position verticale. Inspirez par le nez en vous laissant choir.

répétitions

- Pour les courageuses : 3 séries de 10 rétropropulsions. Décontractez-vous 4 ou 5 secondes entre chaque série.
- Pour les décontractées : 2 séries de 10 rétropropulsions. Décontractez-vous 7 ou 8 secondes entre chaque série.

variantes

- Faites 2 séries de 12 rétropropulsions avec les bras et les jambes écartés au maximum.
- Faites 2 séries de 20 rétropropulsions vers la droite et vers la gauche en alternance.

les bienfaits de l'exercice

Ce mouvement est une des techniques qui raffermit le mieux le dessous des bras en tonifiant le muscle triceps. La pratique régulière de cet exercice donne d'excellents résultats. Elle est l'équivalent des fameuses pompes, en beaucoup plus souple et plus facile.

PETIT TEST/ RÉPONSE

Réponse au test : A
La viande contient en moyenne 3 mg de fer pour 100 g. Il faut noter que ce fer est beaucoup plus assimilable que le fer des végétaux. Elle contient également du phosphore, du sodium et du cuivre, toutes les vitamines B. La viande peut contenir peu de graisse, telle la viande de cheval (environ 2 %) ou, au contraire, beaucoup, tels le mouton (30 %), le porc, le canard, etc.
Les protéines animales et végétales ne sont pas interchangeables ; les protéines issues de la viande possèdent un ensemble plus complet d'acides aminés et sont plus actives pour contribuer à la réparation et à l'évolution des tissus. Cela étant, il est essentiel de consommer régulièrement des légumes secs, par exemple, pour leurs protéines.

2 flexions latérales de la taille

↘ **Cibles : taille, dos**

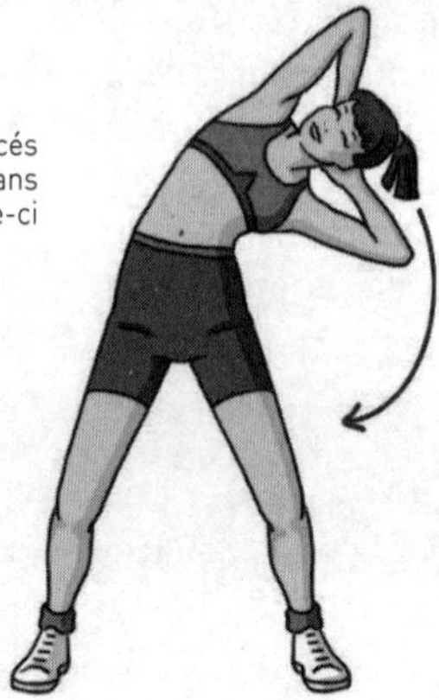

➔ description

→Debout ou assise : fléchissez latéralement la taille à gauche et à droite en alternance.

→Travaillez à votre rythme, mais régulièrement.

CONSEIL

Veillez à étirer les coudes au maximum vers l'arrière.

➔ respiration

Inspirez par le nez en fléchissant du côté droit. Expirez par la bouche en fléchissant du côté gauche.

répétitions

→ Pour les courageuses : 2 séries de 20 flexions alternées. Décontractez-vous 4 ou 5 secondes entre chaque série.

→ Pour les décontractées : 2 séries de 15 flexions alternées. Décontractez-vous 7 ou 8 secondes entre les séries.

variantes

→ Faites 2 séries de 18 flexions alternées avec les bras tendus en croix.

→ Faites 2 séries de 20 flexions alternées avec les bras tendus à la verticale.

les bienfaits de l'exercice

Il permet d'améliorer fortement la tenue dorsale tout en tonifiant et en assouplissant la taille. Il est également de réalisation facile et permet une réelle prise de conscience de la masse dorsale et du positionnement des épaules.

PETIT TEST

Quel est le corps gras le plus calorique ?

A ☐ le beurre
B ☐ l'huile
C ☐ la graisse animale

Réponse au test : B
L'huile possède la valeur calorique la plus élevée : 900 cal/100 g. C'est une graisse quasiment pure. Elle contient des acides gras insaturés, ce qui en fait un produit anti-cholestérol. Les acides gras insaturés (essentiellement poly-insaturés) réduisent la possibilité d'agglutination des plaquettes du sang, évitant ainsi le risque de caillots. L'huile est le corps le plus gras avec 99,9 % de lipides. Elle contient de la vitamine E (l'huile de germe de blé surtout). L'huile d'olive a une excellente réputation d'action anti-constipation et de protection de la muqueuse de l'estomac.

❸ ramenés avant d'une jambe

↘ **Cibles : jambes, fessiers**

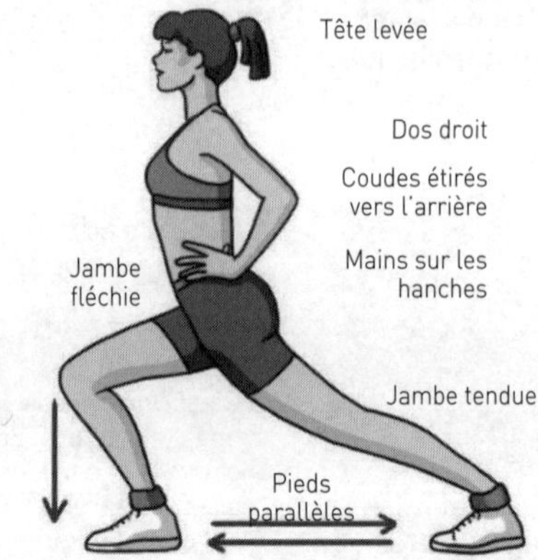

CONSEIL

Veillez à conserver le dos le plus droit possible : évitez de le pencher vers l'avant.

PETIT TEST/ QUESTION

On trouve la vitamine A (rétinol et bêta-carotène) dans :

A ☐ les oranges
B ☐ les carottes
C ☐ l'huile de foie de morue

➔ description

→ Debout, jambes tendues : étirez le plus possible la jambe gauche vers l'arrière en fléchissant la droite, puis ramenez-la au même niveau que la jambe droite (les jambes sont à nouveau serrées et tendues).

→ Travaillez à un rythme assez rapide.

➔ respiration

Inspirez par le nez en éloignant la jambe. Expirez par la bouche en la ramenant.

répétitions

→Pour les courageuses : 2 séries de 15 ramenés de la jambe droite, puis 2 séries de 15 ramenés de la jambe gauche. Décontractez-vous 4 ou 5 secondes entre chaque série.

→Pour les décontractées : 2 séries de 10 ramenés de la jambe droite, puis 2 séries de 10 ramenés de la jambe gauche. Décontractez-vous 7 ou 8 secondes entre les séries.

variantes

→Faites 2 séries de 12 ramenés de la jambe droite fléchie puis 2 séries de 12 ramenés de la jambe gauche fléchie.

→Faites 2 séries de 30 ramenés alternés des jambes en extension permanente.

les bienfaits de l'exercice

Cette technique est intéressante car elle présente l'avantage d'exercer le système cardio-pulmonaire, de tonifier les cuisses, le bas des fessiers, et également de tester son équilibre. Si vous l'appliquez avec soin, elle améliore également l'écart antéro-postérieur des jambes.

PETIT TEST/ RÉPONSE

Réponse au test :
B et C
On trouve en effet la vitamine A dans les carottes et l'huile de foie de morue. Le rétinol apparaît dans les produits d'origine animale, alors que le bêta-carotène est présent dans certains légumes verts et dans les oranges. Les laitages, le jaune d'œuf et certains fromages sont aussi des sources intéressantes de rétinol. Les épinards, le persil, les melons, les brocolis, les abricots frais contiennent du bêta-carotène. La vitamine A a une action sur la formation des os, ainsi que sur la croissance. Elle participe également à l'adaptation de l'œil à l'obscurité.

4 élévations latérales d'une jambe

↘ **Cibles : fessiers, intérieur des cuisses**

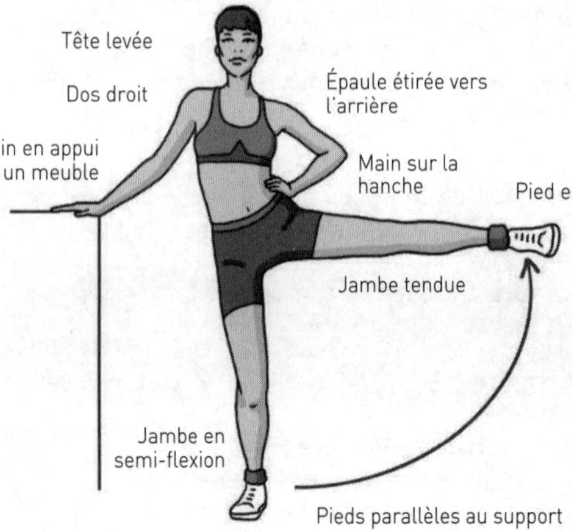

description

→ Debout : élevez le plus haut possible une jambe tendue sur le côté.

→ Travaillez à un rythme très lent.

↘ **Suggestion :** vous pouvez vous exercer sans appui et en portant des lests aux chevilles.

respiration

Inspirez par le nez en descendant la jambe. Expirez par la bouche en la remontant.

CONSEIL

Veillez à conserver le plus possible le pied en flexion et parallèle au support, même si la jambe ne s'élève que très peu ; conservez bien votre dos immobile durant toute la durée de l'exercice.

➔ répétitions

➔ Pour les courageuses : 2 séries de 15 battements de la jambe droite, puis 2 séries de 15 battements de la jambe gauche. Décontractez-vous 4 ou 5 secondes entre chaque série.

➔ Pour les décontractées : 2 séries de 10 battements de la jambe droite, puis 2 séries de 10 battements de la jambe gauche. Décontractez-vous 7 ou 8 secondes entre les séries.

➔ variantes

➔ Faites 2 séries de 15 battements de la jambe droite, puis 2 séries de 15 battements de la jambe gauche, avec la jambe d'action fléchie.

➔ Faites 2 séries de 15 battements de la jambe droite, puis 2 séries de 15 battements de la jambe gauche, en faisant de toutes petites élévations en position le plus haut possible.

les bienfaits de l'exercice

Cette technique permet d'exercer d'une façon inhabituelle les muscles adducteurs et abducteurs et requiert également une certaine forme de concentration. En outre, elle met en action efficacement les muscles fessiers, ce qui répond à l'attente de beaucoup de pratiquantes.

PETIT TEST

Dans quels fruits trouve-t-on le plus de potassium ?

A ☐ les bananes
B ☐ les litchis
C ☐ les noisettes

Réponse au test :
A et C
N'hésitez pas à consommer ces fruits au goûter. Le potassium qu'elles contiennent agit avec le chlore et le sodium pour véhiculer le gaz carbonique, contrôler l'hydratation du corps et réguler le rythme cardiaque. Il régule le métabolisme glycémique, aide à la contraction musculaire, agit sur la production des signaux nerveux, améliore la tension artérielle. Il est important, si vous faites beaucoup de sport, de consommer toutes sortes de fruits, en plus du pain complet, des pommes de terre ou des laitages, afin d'avoir suffisamment de potassium pour répondre à l'effort physique.

5 étirements dorsaux et brachiaux

↘ **Stretching dorsal**

description

→ Allongée sur le dos, jambes repliées sur la poitrine : étirez au maximum les bras dans le prolongement du corps pendant 20 secondes, puis relâchez-vous complètement durant 8 secondes.

↘ **Suggestion** : pour ne pas perdre le bénéfice de cet étirement, relevez-vous en repliant vos jambes sur le côté.

CONSEIL

Veillez à bien plaquer la zone lombaire en permanence contre le sol.

respiration

Inspirez doucement par le nez en gonflant la cage thoracique et expirez doucement par la bouche pendant 8 secondes en creusant le ventre.

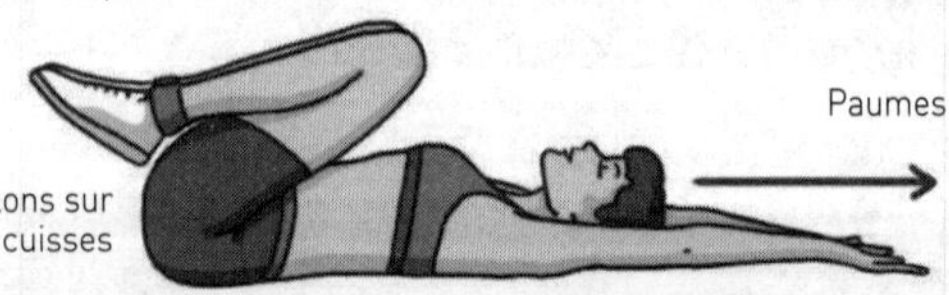

répétitions

→ Pour les courageuses et les décontractées : 3 étirements. Relâchez complètement votre corps durant 10 secondes entre chaque étirement.

variantes

→ Étirez 4 fois en alternance un bras puis l'autre pendant 10 secondes.

→ Faites 3 étirements pendant 8 secondes en serrant les poings au lieu d'avoir les doigts en extension.

les bienfaits de l'exercice

Il s'agit d'une technique classique de stretching qui étire et décontracte à la fois les muscles du dos et des épaules. Les bienfaits de cet étirement durent plusieurs heures.

PETIT TEST

Quels sont les noms de la vitamine P ?
A ☐ flavine biflavonoïdes
B ☐ flavonoïdes flavine
C ☐ flavine flavonoïdes bioflavonoïdes

Réponse au test : C
Flavine, flavonoïdes et bioflavonoïdes sont les noms donnés à la vitamine P. Ils correspondent aux antioxydants que l'on trouve dans les aliments qui contiennent de la vitamine C. Les agrumes ou les poivrons verts et certains fruits, tels les cerises et les abricots, en comprennent une quantité appréciable. La vitamine P renforce les parois capillaires, a un rôle de protection contre les hémorragies ; on la conseille en association avec la vitamine C pour combattre les rhumes.

programme du vendredi en 15 minutes

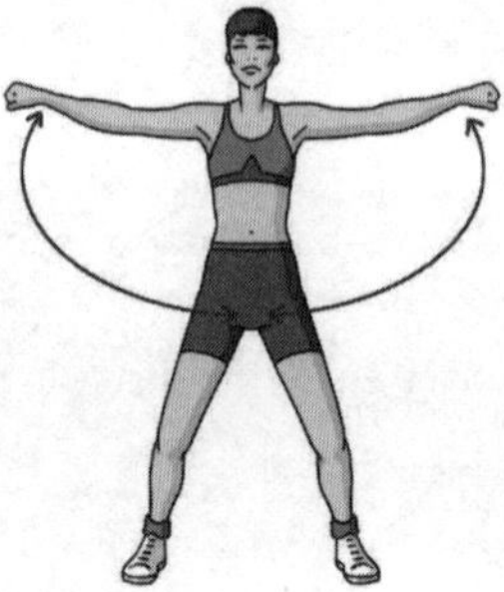

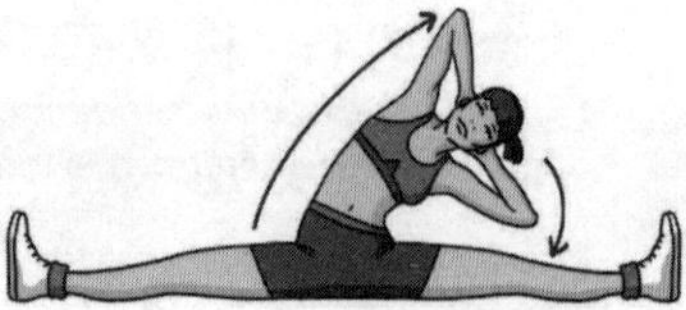

Exercice 1 : bras, épaules, poitrine

Élévations latérales des bras tendus

Pour les courageuses : 3 séries de 15 répétitions.

Pour les décontractées : 3 séries de 10 répétitions.

Pour tonifier

Exercice 2 : taille, dos

Flexions latérales de la taille

Pour les courageuses : 3 séries de 20 répétitions alternées.

Pour les décontractées : 3 séries de 16 répétitions alternées.

Pour tonifier

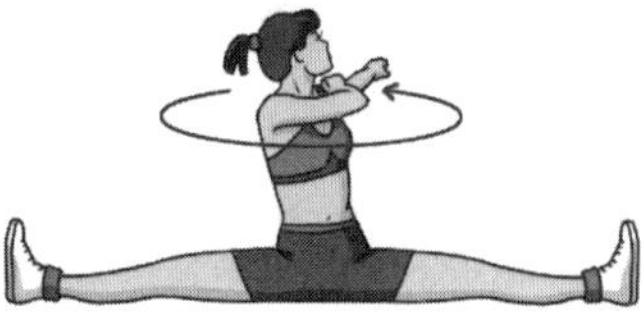

Exercice 3 : taille, bras, nuque

Rotations alternées du buste

Pour les courageuses : 3 séries de 20 répétitions alternées.

Pour les décontractées : 3 séries de 16 répétitions alternées.

Pour tonifier

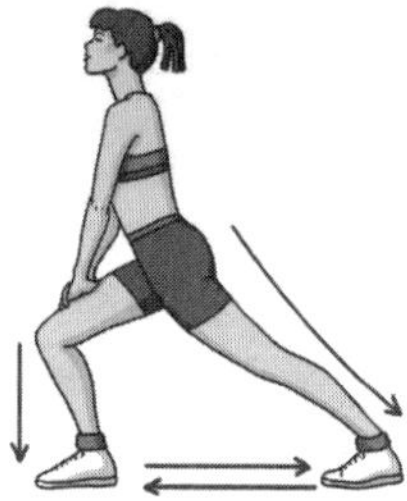

Exercice 4 : jambes, cuisses, fessiers

Fentes avant alternées

Pour les courageuses : 3 séries de 16 répétitions alternées.

Pour les décontractées : 3 séries de 12 répétitions alternées.

Pour tonifier

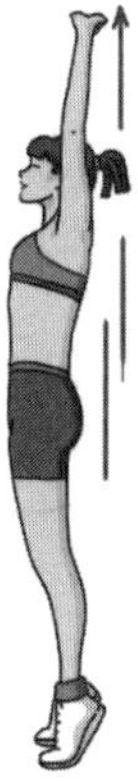

Exercice 5 : stretching de tout le corps

Étirements dorsaux

Pour les courageuses et les décontractées : 3 étirements.

Pour assouplir

❶ élévations latérales des bras tendus

↘ Cibles : bras, épaules, poitrine

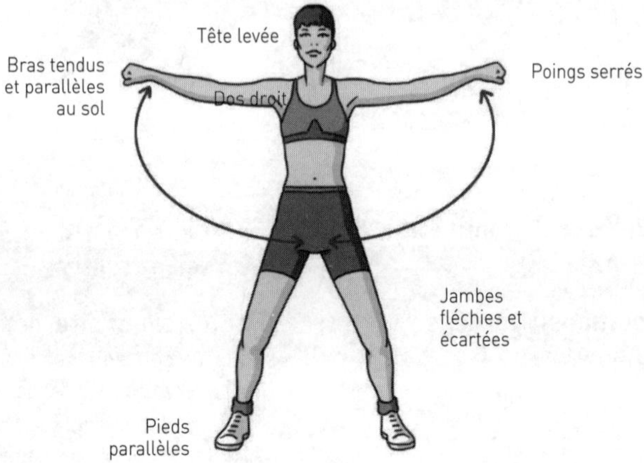

➔ description

→ Debout : élevez les bras en croix, puis relâchez-les en bas devant vous.

→ Travaillez à un rythme régulier et le plus lent possible.

↘ **Suggestion :** vous pouvez réaliser cet exercice avec de petits poids ou des livres, lors de la dernière série, pour tonifier encore plus vos muscles.

CONSEIL

Veillez à hausser les épaules tout en étirant au maximum les bras à l'arrière en fin de mouvement.

➔ respiration

→ Inspirez par le nez en élevant les bras. Expirez par la bouche en baissant les bras.

répétitions

- Pour les courageuses : 3 séries de 15 élévations des bras. Décontractez-vous 4 ou 5 secondes entre chaque série.
- Pour les décontractées : 3 séries de 10 élévations des bras. Décontractez-vous 7 ou 8 secondes entre chaque série.

variantes

- Faites 3 séries de 15 élévations des bras semi-fléchis en haussant le plus possible les épaules en fin de mouvement.
- Faites 3 séries de 12 élévations des bras en marquant une phase immobile de 5 secondes en fin de mouvement (veillez à bien conserver les bras parallèles au sol ou même un peu plus haut).

les bienfaits de l'exercice

Cette technique est excellente pour exercer le dos, les épaules et les bras, et permet d'entretenir efficacement les articulations. Il est particulièrement recommandé de la réaliser devant une glace, afin d'éviter un placement trop bas des bras.

PETIT TEST

Quelle est la vitamine recommandée pour renforcer la chevelure ?

A ☐ la vitamine B12
B ☐ la vitamine B8
C ☐ la vitamine B5

Réponse au test : B
La vitamine B8. On la nomme également biotine, vitamine H ou coenzyme R. C'est un acide organique complexe contenant du soufre, ayant une action sur les protides, sur les glucides et sur les lipides, sur la croissance, les cheveux, la peau, la moelle épinière et les glandes sexuelles. Elle est souvent associée dans les préparations aux vitamines B2, B3, B6 et A. On trouve cette vitamine dans le foie et les épinards. Attention toutefois à ne pas abuser de l'acide folique car cela peut entraîner diverses petites irritations cutanées.

2 flexions latérales de la taille

↘ **Cibles : taille, dos**

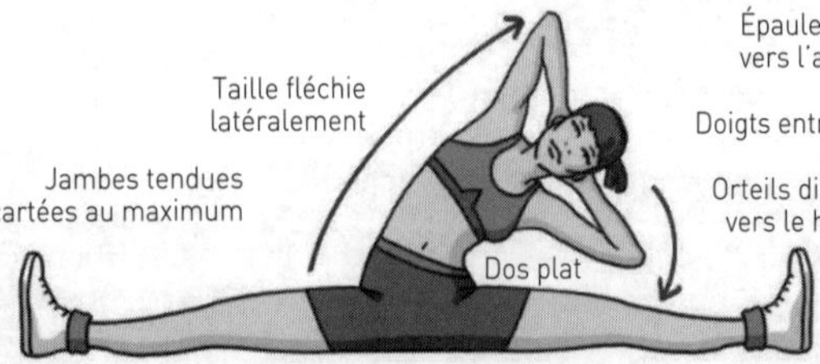

description

→ Assise : fléchissez latéralement la taille en alternance, sans courber le dos.

→ Travaillez à votre rythme.

↘ **Suggestion :** vous pouvez vous placer en tailleur ou avec les jambes fléchies si la position jambes écartées (la plus efficace) vous semble trop difficile.

CONSEIL

Veillez à étirer les coudes au maximum vers l'arrière sans prendre appui sur la nuque avec les mains. Les paumes doivent être décollées de la nuque.

---

respiration

Inspirez par le nez en remontant le buste. Expirez par la bouche dans la flexion.

➔ répétitions

➔Pour les courageuses : 3 séries de 20 flexions alternées. Décontractez-vous 4 ou 5 secondes entre chaque série.

➔Pour les décontractées : 3 séries de 16 flexions alternées. Décontractez-vous 7 ou 8 secondes entre chaque série.

➔ variantes

➔Faites 2 séries de 20 flexions sur le côté gauche, puis 2 séries de 20 flexions sur le côté droit.

➔Faites 3 séries de flexions alternées en ayant les bras en croix.

➔ les bienfaits de l'exercice

Cet exercice requiert encore plus que le précédent un contrôle de tout le corps, ainsi qu'une grande concentration pour être réalisé le plus justement possible. Cela constitue ainsi en début de réalisation une prise de conscience successive des diverses parties corporelles, puis du schéma corporel.

PETIT TEST

Quel pourcentage de vitamine C perdent les légumes après un entreposage de 24 heures ?

A ☐ entre 20 et 40 %
B ☐ entre 35 et 50 %
C ☐ entre 5 et 20 %

Réponse au test : A
Les asperges en perdent 40 %, les épinards 30 % et les haricots 20 %. En ce qui concerne les produits surgelés, ils peuvent être presque aussi intéressants nutritionnellement que les produits frais. Le froid ne détruit ni les vitamines ni les minéraux. En revanche, les plats surgelés tout prêts sont souvent trop salés et trop gras. Quant aux conserves, elles sont toujours bien pratiques, même si une certaine quantité d'éléments nutritifs disparaît. Mais étant donné les nouveaux procédés de chauffage et de refroidissement, les conserves gardent la vitamine A, dont les liposolubles.

3 rotations alternées du buste

↘ Cibles : taille, bras, nuque

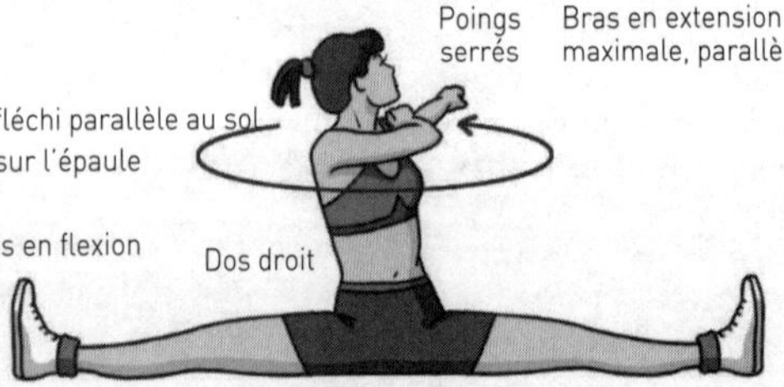
Tête levée, tournée sur le côté
et étirée vers le haut
Poings
serrés
Bras en extension
maximale, parallèle au sol
Bras fléchi parallèle au sol
Main sur l'épaule
Pieds en flexion
Dos droit
Jambes écartées et en
extension maximale

➔ description

→ Assise : réalisez une rotation du buste sans bouger ni le bassin ni les jambes.

→ Travaillez à un rythme lent.

➔ respiration

Inspirez par le nez lorsque le buste revient de face. Expirez par la bouche pendant la rotation.

CONSEIL

Veillez à avoir le bassin le plus perpendiculaire possible au sol, et surtout veillez à ne pas le décoller lors de la rotation.

répétitions

→ Pour les courageuses : 3 séries de 20 rotations alternées. Décontractez-vous 4 ou 5 secondes entre chaque série.

→ Pour les décontractées : 3 séries de 16 rotations alternées. Décontractez-vous 7 ou 8 secondes entre chaque série.

variantes

→ Faites 3 séries de 20 rotations en réalisant une flexion des jambes écartées à chaque rotation du tronc.

→ Faites 3 séries de 20 rotations en rapprochant vos jambes à chaque rotation du tronc.

les bienfaits de l'exercice

Cette technique permet de tonifier et de bien assouplir tout le haut du corps, tout en améliorant le positionnement du dos, ainsi que l'attitude gestuelle de rotation (lorsqu'on se retourne pour prendre un objet, par exemple).

PETIT TEST

Que sont les myofibrilles ?

A ☐ des fibres du tissu conjonctif

B ☐ des fibres musculaires

C ☐ des fibres du tissu nerveux

Réponse au test : B
Les myofibrilles sont des fibrilles contractiles constitutives de la cellule musculaire. Chaque muscle est composé de fibres musculaires séparées par du tissu conjonctif. Chaque fibre peut agir indépendamment et est constituée de nombreux noyaux cellulaires. C'est à l'intérieur de la fibre que se trouvent les myofibrilles constituées de protéines contractiles : l'actine et la myosine. Ce sont elles qui donnent l'aspect strié du muscle squelettique.

4 fentes avant alternées

↘ **Cibles : jambes, cuisses, fessiers**

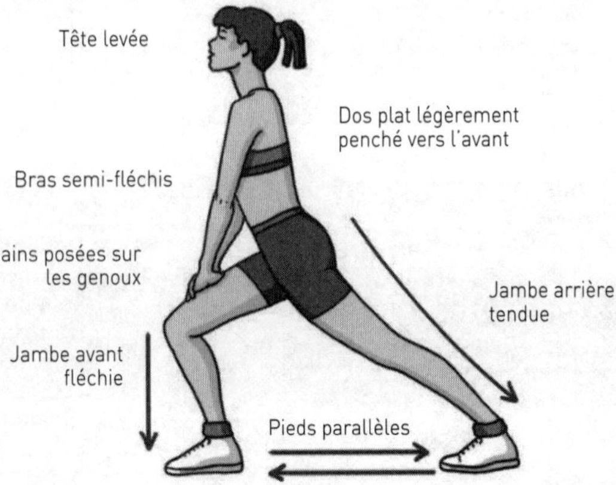

description

→ Debout : réalisez des fentes avant alternées.

→ Travaillez à votre rythme.

CONSEIL

Veillez à étirer le plus possible la jambe vers l'arrière.

respiration

Inspirez par le nez et expirez par la bouche à un rythme régulier. L'idéal est d'inspirer par le nez à chaque changement de jambe, mais cela dépend de la vitesse de réalisation de la technique.

répétitions

→ Pour les courageuses : 3 séries de 16 répétitions alternées. Décontractez-vous 4 ou 5 secondes entre chaque série.

→ Pour les décontractées : 3 séries de 12 répétitions alternées. Décontractez-vous 7 ou 8 secondes entre chaque série.

variantes

→ Faites 2 séries de 16 ramenés de la jambe droite, puis 2 séries de 16 ramenés de la jambe gauche.

→ Faites 4 séries alternées de 12 ramenés de jambes en posant le moins possible le pied actif sur le sol.

les bienfaits de l'exercice

Cet exercice permet d'exercer progressivement l'appareil cardio-pulmonaire et de renforcer les fibres musculaires. C'est vraiment le mouvement idéal pour se remettre en forme. Cette technique constitue une très bonne préparation au ski.

PETIT TEST SUR LA DIÉTÉTIQUE

À quelle époque les sushi ont-ils fait leur apparition au Japon ?

A ☐ au XVIIIe siècle
B ☐ au XIXe siècle
C ☐ au XIVe siècle

Réponse au test : B
Les sushi ont fait leur apparition à Tokyo au XIXe siècle. Le sushi est composé d'une boulette de riz, de wasabi (sorte de pâté rappelant un peu le raifort) et d'un morceau de poisson cru. Ce mélange est enroulé dans une algue ou une feuille de plaqueminier. Le plus souvent, un plat de sushi comprend neuf préparations, un petit récipient de sauce, du gingembre et un condiment issu du wasabi.

5 étirements dorsaux

↘ Stretching général

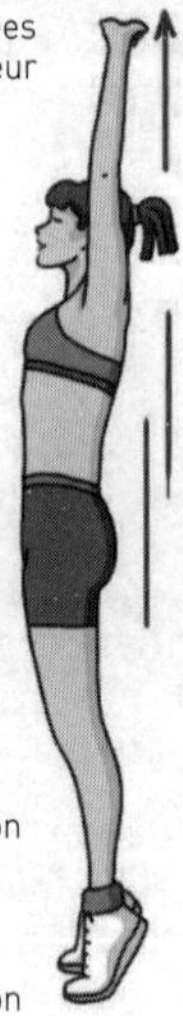
Paumes orientées vers l'extérieur
Bras en extension maximale
Tête étirée vers le haut
Épaules étirées au maximum vers l'arrière
Dos droit
Jambes en extension
Orteils en extension

➔ description

Debout : élevez vos bras à la verticale et étirez-les au maximum vers le haut pendant 8 secondes. Relâchez complètement votre corps pendant une dizaine de secondes avant de recommencer.

CONSEIL

Veillez à fixer une ligne verticale afin de maintenir votre stabilité.

➔ respiration

Inspirez doucement par le nez en élevant les bras et expirez lentement par la bouche sur l'extension.

➔ répétitions

Pour les courageuses et les décontractées : 3 étirements. Relâchez complètement votre corps durant 10 secondes entre chaque étirement.

➔ variantes

→ Faites 3 étirements en ayant les paumes tournées vers le bas.

→ Faites 4 étirements avec les bras parallèles : étirez un bras pendant 8 secondes, puis l'autre.

➔ les bienfaits de l'exercice

Cette technique clôt bénéfiquement cette séance en produisant un étirement général de tout le corps. En cas de fatigue dorsale (par exemple, après un long moment passé devant l'ordinateur), il est conseillé de réaliser ce mouvement au moins 3 fois.

PETIT TEST

Quels sont les différents acides gras ?

A ☐
- les acides gras polyinsaturés Oméga-6
- les acides gras mono-insaturés

B ☐
- les acides gras saturés
- les acides gras polyinsaturés Oméga-6
- les acides gras polyinsaturés Oméga-3

C ☐
- les acides gras saturés
- les acides gras mono-insaturés
- les acides gras polyinsatrués Oméga-6
- les acides gras polyinsaturés Oméga-3

Réponse au test : C

programme du samedi en 15 minutes

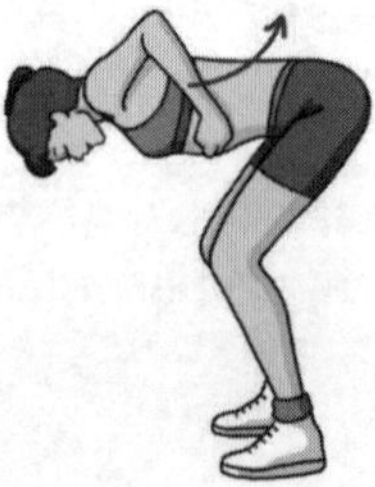

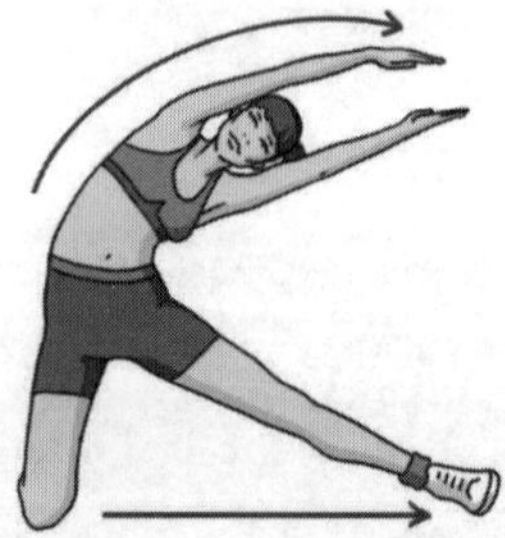

Exercice 1 : bras, épaules, dos

Écarts latéraux des bras, buste penché vers l'avant

Pour les courageuses : 3 séries de 12 élévations latérales des bras.

Pour les décontractées : 3 séries de 8 élévations latérales des bras.

Pour tonifier

Exercice 2 : taille, dos

Flexions latérales alternées de la taille

Pour les courageuses : 2 séries de 15 flexions latérales d'un côté, puis 2 séries de l'autre.

Pour les décontractées : 2 séries de 10 flexions latérales d'un côté, puis 2 séries de l'autre.

Pour tonifier

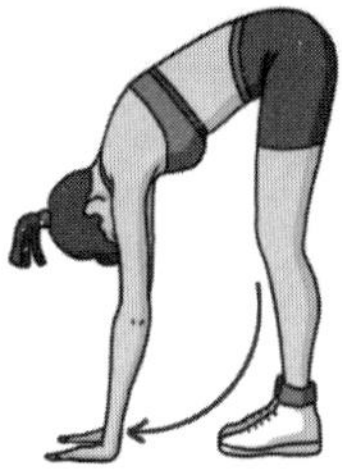

Exercice 3 : jambes, cuisses, fessiers, dos

Passages de la position debout à la position à genoux

Pour les courageuses : 2 séries de 15 relevés.

Pour les décontractées : 2 séries de 10 relevés.

Pour tonifier

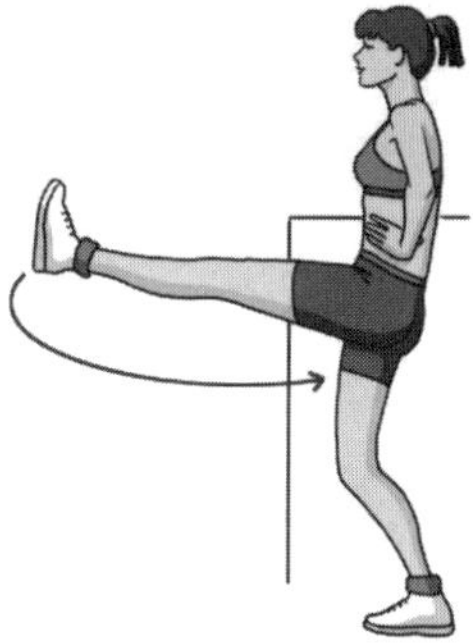

Exercice 4 : jambes, cuisses, fessiers

Déplacements latéraux de la jambe

Pour les courageuses : 2 séries de 12 répétitions de chaque jambe.

Pour les décontractées : 2 séries de 8 répétitions de chaque jambe.

Pour tonifier

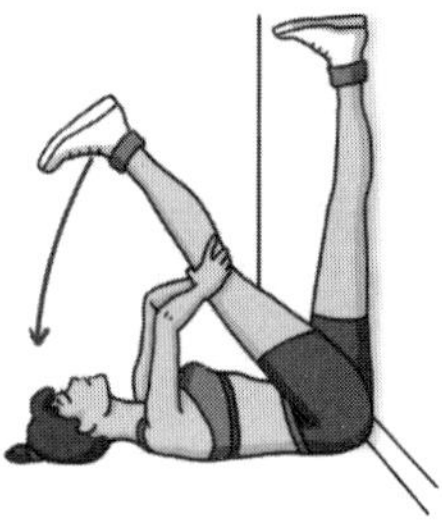

Exercice 5 : stretching des jambes

Ramenés vers soi de la jambe

Pour les courageuses et les décontractées,

6 ramenés alternés des jambes.

Pour assouplir

❶ écarts latéraux des bras

↘ **Cibles : bras, épaules, dos**

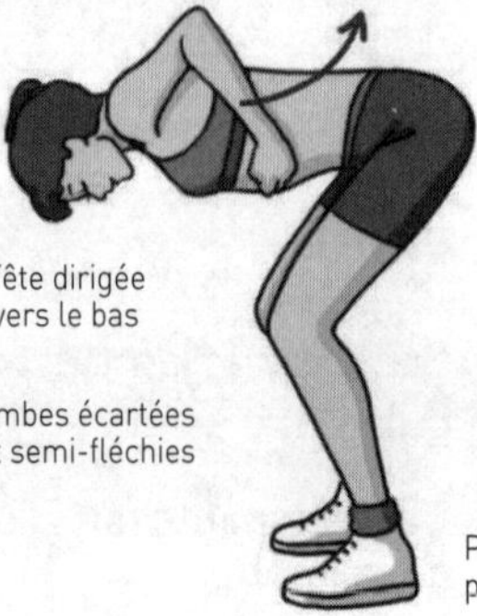

CONSEIL

Veillez à tirer au maximum vos coudes vers l'arrière et dirigés vers le haut.

PETIT TEST/ QUESTION

Quel est le pourcentage de personnes de plus de 65 ans souffrant d'arthrose ?

A ☐ de 50 à 60 %
B ☐ de 80 à 95 %
C ☐ de 65 à 80 %

➔ description

➔ Debout, penchez votre corps vers l'avant : éloignez ainsi vos avant-bras du tronc en les écartant bien.

➔ Travaillez le plus lentement possible.

↘ **Suggestion :** vous pouvez utiliser de petits poids (0,5 kg ou 1 kg) ou un livre dans chaque main lors de la 3e série.

➔ respiration

Inspirez par le nez en élevant les bras. Expirez par la bouche en baissant les bras.

➔ répétitions

- →Pour les courageuses : 3 séries de 12 écarts latéraux des bras. Décontractez-vous 4 ou 5 secondes entre chaque série.
- →Pour les décontractées : 3 séries de 8 écarts latéraux des bras. Décontractez-vous 7 ou 8 secondes entre chaque série.

➔ variantes

- →Alternez une élévation des bras fléchis et une élévation des bras tendus.
- →Maintenez les bras semi-fléchis en élévation maximale durant 6 secondes.

➔ les bienfaits de l'exercice

Cette technique est connue pour remuscler le dos en finesse et pour ses bienfaits au niveau de la respiration, car elle contribue à bien « ouvrir » la cage thoracique. Elle est également recommandée aux adolescentes souffrant d'asthénie musculaire dorsale.

PETIT TEST/ RÉPONSE

Réponse au test : C
Chez les personnes de moins de 45 ans, il s'agit le plus souvent d'arthrose secondaire. En règle générale, jusqu'à 45 ans, ce sont plutôt les hommes qui sont concernés. En revanche, entre 45 et 55 ans, il y a autant de femmes que d'hommes affectés par la maladie. Après 55 ans, ce sont les femmes qui sont le plus touchées. Attention : il ne faut pas confondre l'arthrose (maladie rhumatismale dégénérative, correspondant à la destruction du cartilage articulaire et dont la fréquence augmente avec le vieillissement) et la polyarthrite rhumatoïde (rhumatisme inflammatoire de cause inconnue, chronique, prédominant aux mains et aux pieds et pouvant aboutir à des déformations et à une impotence).

❷ flexions latérales alternées de la taille

↘ **Cibles : taille, dos**

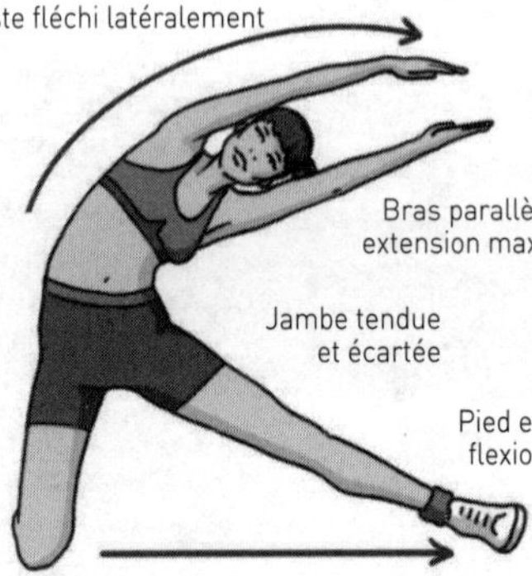
Doigts serrés en extension
Buste fléchi latéralement
Bras parallèles en extension maximale
Jambe tendue et écartée
Pied en flexion

description

→ À genoux, écartez une jambe tendue sur le côté : fléchissez la taille du côté de la jambe tendue puis ramenez le buste à la verticale. Forcez en douceur sur la fin du mouvement lors de la 2e série.

→ Travaillez à votre rythme.

respiration

Inspirez par le nez en redressant le buste. Expirez par la bouche en le descendant.

CONSEIL

Veillez à ne pas pencher le buste vers l'avant, il doit rester dans l'axe du corps.

PETIT TEST/ QUESTION

L'atrophie musculaire peut provenir :

A ☐ d'un raccourcissement des fibres musculaires

B ☐ d'une diminution du volume musculaire

C ☐ d'un raccourcissement ou d'un rétrécissement des fibres musculaires

répétitions

- Pour les courageuses : 2 séries de 15 flexions latérales du buste à gauche (jambe gauche tendue), puis 2 séries de 15 flexions latérales du buste à droite (jambe droite tendue). Décontractez-vous 4 ou 5 secondes entre chaque série.
- Pour les décontractées : 2 séries de 10 flexions latérales du buste à gauche, puis 2 séries de 10 flexions latérales du buste à droite. Décontractez-vous 7 ou 8 secondes entre chaque série.

variantes

- Faites 2 séries de 20 flexions latérales du buste à gauche, puis 2 séries de 20 flexions à droite en plaçant le pied de la jambe tendue en appui sur le talon, les orteils dirigés vers le haut.
- Faites 4 séries de 20 flexions latérales du buste à gauche et à droite en alternance.

les bienfaits de l'exercice

Cette technique permet un travail « tonicité-souplesse » parfait des muscles obliques en améliorant la proprioception (sensibilité des muscles, des os, des tendons, permettant à un individu de prendre conscience des mouvements de son corps).

PETIT TEST/ RÉPONSE

Réponse au test : C

L'atrophie musculaire peut provenir d'un raccourcissement ou d'un rétrécissement de diverses fibres musculaires qui ne subissent aucune modification au niveau de leur structure et ne diminuent pas en nombre. C'est ce que l'on nomme l'atrophie volumétrique. Cela étant, l'atrophie numérique existe aussi, elle est caractérisée par la disparition de certaines fibres. Ce type d'atrophie est surtout dû au processus de dégénérescence et entraîne une diminution du volume musculaire. L'atrophie par inactivité est juste caractérisée par un simple rétrécissement des fibres. Il faut être attentive toute sa vie pour ne pas souffrir de cette calamité.

3 passages de la position debout à la position à genoux

↘ **Cibles : jambes, cuisses, fessiers, dos**

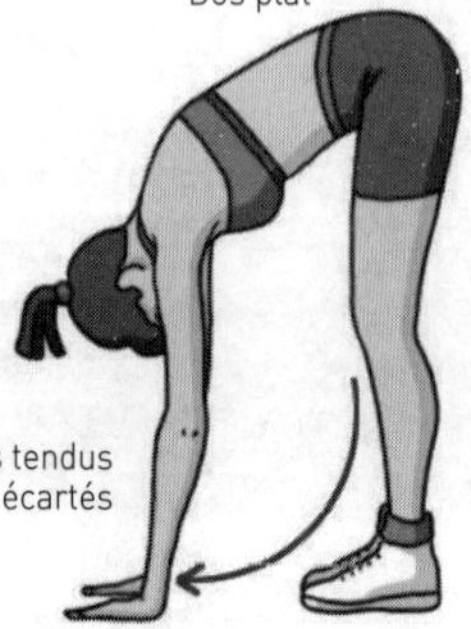

CONSEIL

Veillez à n'arrondir le dos à aucun moment.

PETIT TEST/ QUESTION

Quelles sont les principales théories sur le vieillissement ?

A ☐ la théorie des radicaux libres

B ☐ les théories liées à la génétique

C ☐ les théories neuroendocriniennes

description

→ Debout : placez vos paumes sur le sol et agenouillez-vous sans bouger les mains du sol.

→ Travaillez sur un rythme lent durant les 5 premiers relevés, à un rythme moyen les 5 suivants, et à un rythme lent les 5 derniers.

respiration

Inspirez par le nez en remontant, expirez par la bouche en descendant (cela est très important pour maintenir constant le rythme respiratoire).

répétitions

- Pour les courageuses : 2 séries de 15 passages. Décontractez-vous 4 ou 5 secondes entre chaque série.
- Pour les décontractées : 2 séries de 10 passages. Décontractez-vous 7 ou 8 secondes entre les séries.

variantes

- Faites 2 séries de 15 relevés avec les jambes écartées.
- Faites 2 séries de 12 relevés en vous tenant en permanence en équilibre sur les orteils.

les bienfaits de l'exercice

Rarement réalisée durant les cours collectifs de culture physique, cette technique a connu beaucoup de succès dans les échauffements des cours de danse. Elle présente en effet l'avantage de mettre en action l'appareil cardio-pulmonaire tout en musclant et en assouplissant les jambes.

PETIT TEST/ RÉPONSE

Réponse au test :
A, B et C
La théorie des radicaux libres consiste à dire qu'ils participent au vieillissement sur plusieurs plans, notamment en se liant à des macromolécules issues du tissu conjonctif, faisant obstacle à la diffusion des éléments nutritifs vers les cellules.
Selon les théories génétiques, le vieillissement serait programmé génétiquement dans chaque cellule.
Les théories neuro-endocriniennes prétendent que les divers stades du développement de notre organisme sont conditionnés en partie par les organes ou tissus endocriniens. En fin de compte, l'affaiblissement des régulateurs hormonaux créerait la sénescence.

4 déplacements latéraux de la jambe

↘ **Cibles : jambes, cuisses, fessiers**

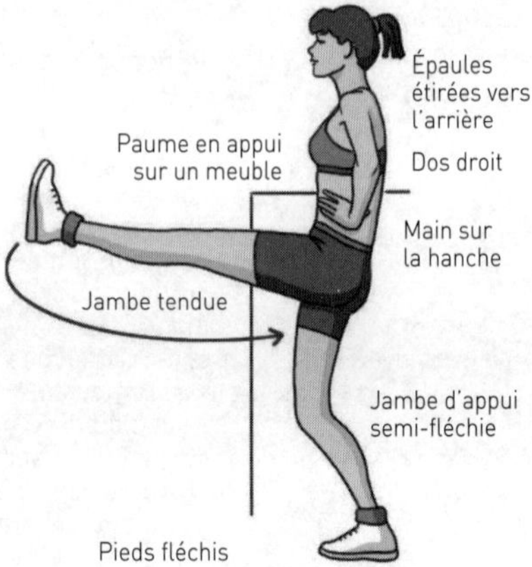

CONSEIL

Veillez à redescendre le moins possible la jambe active au fur et à mesure de l'avancement de l'exercice.

PETIT TEST/ QUESTION

Après 30 secondes de jogging, si vous avez de 40 à 50 ans, votre pouls doit atteindre en moyenne :

A ☐ 65 à 80 pulsations/min

B ☐ 90 à 100 pulsations/min

C ☐ 95 à 105 pulsations/min

➔ description

→ Debout : élevez une jambe devant vous. Déplacez-la ainsi de gauche à droite, parallèle au sol. Travaillez à votre rythme.

↘ **Suggestion :** vous pouvez ne pas prendre d'appui afin de mieux exercer votre équilibre.

➔ respiration

Inspirez par le nez et expirez par la bouche lentement, à votre convenance.

répétitions

→ Pour les courageuses : 2 séries de 12 déplacements de la jambe droite, puis 2 séries de 12 déplacements de la jambe gauche. Décontractez-vous 4 ou 5 secondes entre chaque série.

→ Pour les décontractées : 2 séries de 8 déplacements de la jambe droite, puis 2 séries de 8 déplacements de la jambe gauche. Décontractez-vous 7 ou 8 secondes entre chaque série.

variantes

→ Faites 2 séries de 12 déplacements de la jambe droite, puis 2 séries de 12 déplacements de la jambe gauche, jambe d'appui tendue.

→ Faites 2 séries de 12 déplacements de la jambe droite, puis 2 séries de 12 déplacements de la jambe gauche en pratiquant une extension de la jambe d'appui à chaque changement de côté de la jambe d'action.

les bienfaits de l'exercice

Cette technique requiert un certain contrôle gestuel, d'où son intérêt. Elle est pratiquée couramment dans le domaine de la danse, de l'athlétisme et des sports de combat. Sa pratique régulière renforce toute la musculature de la jambe.

PETIT TEST/ RÉPONSE

Réponse au test : B
Si vous avez entre 40 et 50 ans, votre pouls doit atteindre en moyenne, après 30 secondes d'effort, 90 à 100 pulsations par minute. Bien sûr, s'il bat à 60, c'est excellent, mais... rare. En revanche, s'il bat à plus de 105 : surveillez-vous ! De même qu'en aucun cas votre pouls ne doit être par exemple à 120, après un effort aussi intense soit-il, au bout de cinq minutes de repos. Même, après votre petite séance de culture physique, amusez-vous une fois par trimestre à prendre votre pouls avant, pendant (même si cela n'est pas pratique) et après l'effort afin de bien constater vos progrès de résistance à l'effort cardio-pulmonaire.

5 ramenés vers soi de la jambe

↘ Stretching des jambes

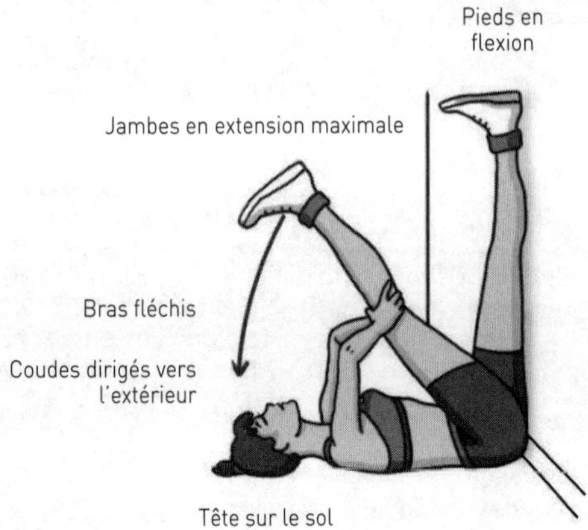
Pieds en flexion
Jambes en extension maximale
Bras fléchis
Coudes dirigés vers l'extérieur
Tête sur le sol

➔ description

Allongée sur le dos, une jambe à la verticale en appui contre un mur : ramenez l'autre vers votre visage avec les mains. Maintenez la position maximale pendant 12 secondes.

CONSEIL

Veillez à maintenir votre bassin collé contre le mur.

➔ respiration

Inspirez par le nez et expirez par la bouche le plus lentement possible en essayant d'augmenter la durée de la respiration à chaque fois.

répétitions

Pour les courageuses et les décontractées : 6 ramenés de jambes alternés. Relâchez complètement votre corps durant 10 secondes entre chaque posture.

variantes

→ Faites 6 ramenés alternés de chaque jambe avec le pied en extension.

→ Faites 6 ramenés alternés de chaque jambe en dirigeant la jambe étirée vers l'extérieur du corps (par exemple, si c'est la jambe gauche, dirigez-la à gauche).

les bienfaits de l'exercice

Le fait de mettre la jambe inactive en appui contre un mur permet un positionnement totalement sécurisant pour le dos et permet de pouvoir mieux se concentrer sur l'étirement de l'ensemble de la jambe (essentiellement les muscles de l'arrière des cuisses).

PETIT TEST

Combien de muscles la paroi abdominale antéro-latérale comprend-elle ?

A ☐ 5
B ☐ 3
C ☐ 4

Réponse au test : C
La paroi antéro-latérale comprend 4 muscles de chaque côté :

- le grand droit, qui s'insère sur les 5e, 6e et 7e côtes et qui se termine sur le pubis,
- le grand oblique, qui s'insère sur la 7e ou la 8e côte et, en bas, sur le pubis, l'arcade crurale et sur la portion antérieure de la crête iliaque,
- le petit oblique, qui s'insère sur les dernières côtes en haut, sur la ligne blanche en avant et sur le pubis en bas,
- le transverse, qui s'insère sur les dernières côtes, sur les vertèbres lombaires et sur la crête iliaque.

semaine 2

Le plus dur est passé ! Votre corps commence à s'habituer doucement à l'effort physique. Certes, le plaisir dans l'effort n'est pas encore là, mais cela va venir. Surtout, ne vous découragez pas !
Il se peut que vous ayez eu quelques courbatures après les séances de la première semaine. Cela n'a rien d'inquiétant. Surtout, pensez à bien vous hydrater, par petites quantités, avant et après l'exercice. De même, restez longtemps (si vous le pouvez) sous la douche après votre entraînement, pour bien détendre votre musculature.

programme du lundi en 15 minutes

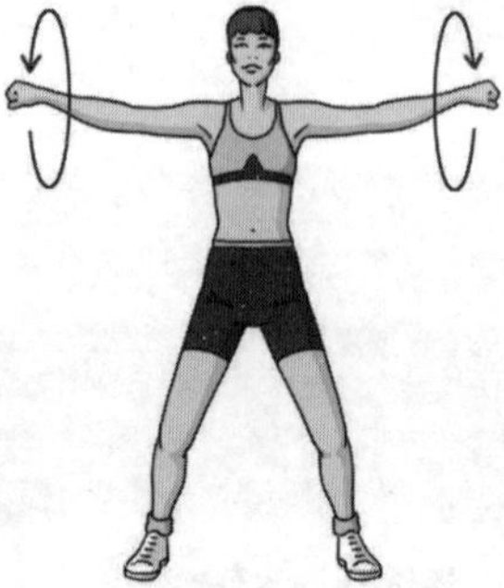

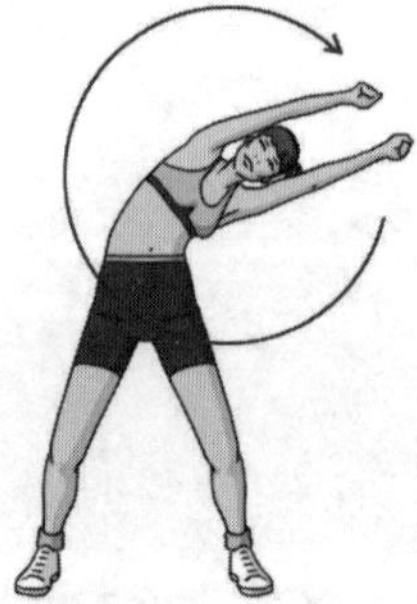

Exercice 1 : bras, épaules, dos

Petits cercles des bras tendus

Pour les courageuses : 2 séries de 15 répétitions dans chaque sens.

Pour les décontractées : 2 séries de 10 répétitions dans chaque sens.

Pour tonifier

Exercice 2 : pectoraux, haut du dos, bras

Cercles des bras en inclinant la taille d'un côté

Pour les courageuses : 2 séries de 15 répétitions dans chaque sens.

Pour les décontractées : 2 séries de 10 répétitions dans chaque sens.

Pour tonifier

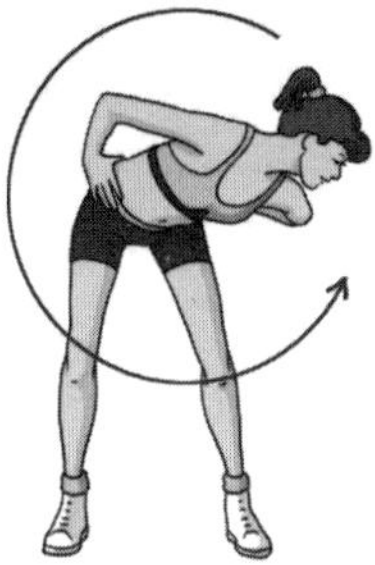

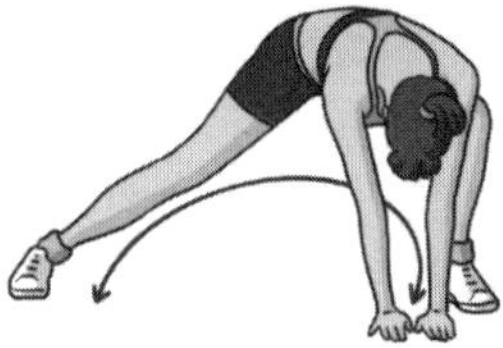

Exercice 3 : taille, bras

Rotations du tronc

Pour les courageuses : 2 séries de 20 rotations alternées.

Pour les décontractées : 2 séries de 14 rotations alternées.

Pour tonifier

Exercice 4 : jambes, fessiers

Flexions latérales alternées en déplaçant les mains

Pour les courageuses : 2 séries de 20 répétitions sur une jambe puis sur l'autre.

Pour les décontractées : 2 séries de 15 répétitions sur une jambe puis sur l'autre.

Pour tonifier

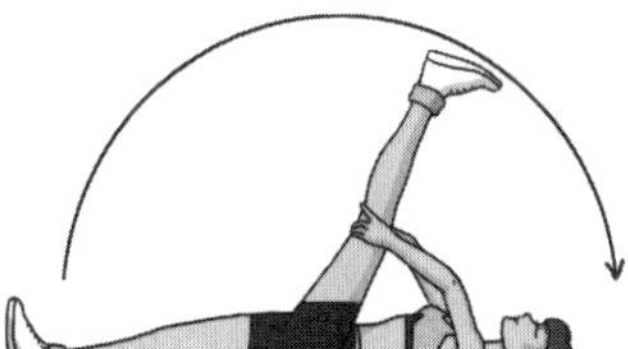

Exercice 5 : stretching des jambes

Ramenés de la jambe fléchie en diagonale

Pour les courageuses et les décontractées : 4 étirements alternés d'une jambe.

Pour assouplir

1 petits cercles des bras tendus

↘ **Cibles : bras, épaules, dos**

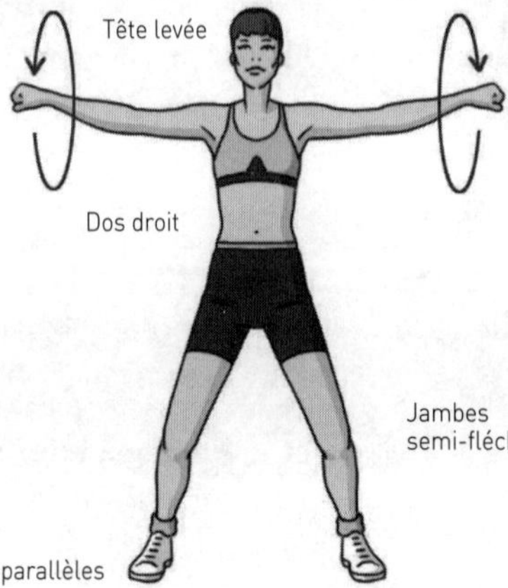
Tête levée
Bras tendus parallèles au sol
Poings fermés
Dos droit
Jambes semi-fléchies
Pieds parallèles

description

→ Debout, bras en croix : réalisez ainsi de petits cercles.

→ Travaillez à un rythme lent.

↘ **Suggestion :** afin d'intensifier la tonicité, vous pouvez travailler avec de petits poids (0,5 kg ou 1 kg) lors de la dernière série.

CONSEIL

Veillez à étirer au maximum les épaules vers l'arrière.

respiration

Inspirez par le nez et expirez par la bouche le plus lentement possible.

répétitions

- Pour les courageuses : 2 séries de 15 petits cercles dans un sens, puis 2 séries de 15 petits cercles dans l'autre. Décontractez-vous 4 ou 5 secondes entre chaque série.
- Pour les décontractées : 2 séries de 10 petits cercles dans un sens, puis 2 séries de 10 petits cercles dans l'autre. Décontractez-vous 7 ou 8 secondes entre chaque série.

variantes

- Faites 2 séries de 10 petits cercles en haussant les épaules en permanence et réalisez ainsi les cercles en contractant tout le haut du corps et les bras au maximum.
- Faites 2 séries de 15 petits cercles en alternant un cercle dans un sens et un cercle dans l'autre.

les bienfaits de l'exercice

Cette technique permet de travailler à la fois les épaules, les bras, dont le dessous des bras, le haut du dos. Elle est classique et recommandée pour l'entretien des articulations des épaules.

PETIT TEST

Comment se nomme l'acide qui apparaît dans les muscles lors d'un effort physique ?

A ☐ acide acétique
B ☐ acide lactique
C ☐ acide-alcool

Réponse au test : B et C

Il s'agit de l'acide lactique qui est un acide-alcool (H3C – CHOH – COOH) apparaissant lors de la fermentation des hexoses (sucre de même formule que le glucose ou le galactose) sous l'action des bactéries lactiques et lors de la décomposition du glycogène pendant la contraction musculaire. Cet acide apparaît inévitablement à un moment donné, mais un entraînement sportif régulier en retarde fortement l'apparition. Il suffit de prendre l'exemple des marathoniens.

❷ cercles des bras en inclinant la taille d'un côté

↘ Cibles : pectoraux, haut du dos, bras

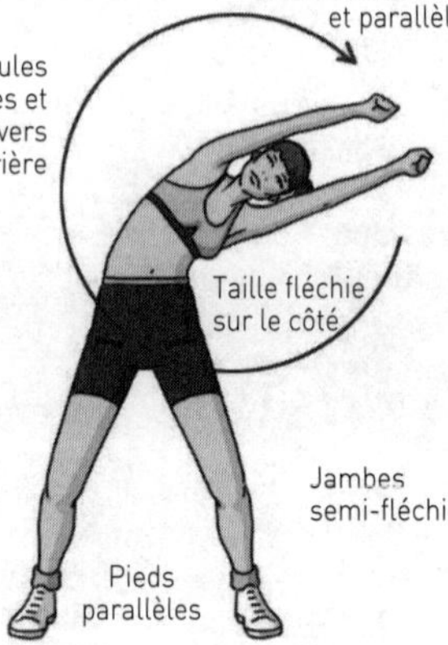

➔ description

→ Debout : réalisez de très grands cercles des bras, tout en fléchissant la taille d'un côté.

→ Travaillez le plus lentement possible.

➔ respiration

Inspirez par le nez en descendant les bras. Expirez par la bouche en les remontant.

CONSEIL

Veillez à conserver les jambes parfaitement immobiles pendant l'exercice.

PETIT TEST/ QUESTION

Combien existe-t-il de sortes de fer dans le domaine alimentaire ?

A ☐ 2
B ☐ 3
C ☐ 4

répétitions

- Pour les courageuses : 2 séries de 15 cercles dans un sens, puis 2 séries de 15 cercles dans l'autre. Décontractez-vous 4 ou 5 secondes entre chaque série.
- Pour les décontractées : 2 séries de 10 cercles dans un sens, puis 2 séries de 10 cercles dans l'autre. Décontractez-vous 7 ou 8 secondes entre chaque série.

variantes

- Faites 2 séries de 15 cercles dans un sens et dans l'autre.
- Faites 2 séries de 15 cercles avec les bras plus écartés.

les bienfaits de l'exercice

Cette nouvelle technique permet d'améliorer la faculté de coordination tout en tonifiant et en assouplissant à la fois les épaules et la taille. Elle est pratiquée dans les cours de low-impact et de body-attack, par exemple. De plus, sa réalisation est très agréable.

PETIT TEST/ RÉPONSE

Réponse au test : A
Il existe deux sortes de fer :
• Le fer héminique : il correspond à 15 % environ du fer présent dans les aliments consommés dans les pays industrialisés. Il existe dans l'hémoglobine et dans la myoglobine. Il est intéressant en raison de son taux d'assimilation (compris entre 20 et 25 %), d'où l'intérêt de manger de la viande rouge de temps en temps, surtout si l'on souffre de carence en fer.
• Le fer non héminique : il est contenu dans les denrées d'origine végétale. Son taux d'assimilation n'est que de 8 % environ. Il est donc bien moins intéressant que le fer héminique. Le poisson, la volaille, la viande, ainsi que divers acides organiques (telle la vitamine C) stimulent son assimilation.

3 rotations du tronc

↘ **Cibles : taille, bras**

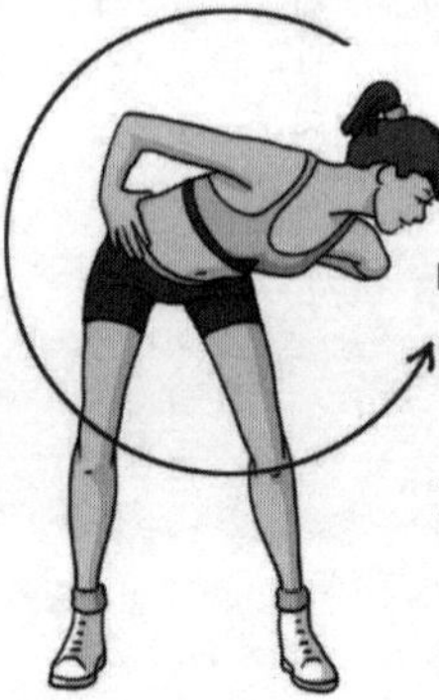

description

→ Debout, inclinez le tronc vers l'avant : réalisez ainsi des rotations du tronc.

→ Travaillez à un rythme régulier et lent.

CONSEIL

Veillez à conserver les jambes et les bras immobiles. Il n'y a que le tronc et la tête qui bougent.

respiration

Inspirez par le nez en ramenant le buste devant vous. Expirez par la bouche sur la rotation.

PETIT TEST/ QUESTION

L'anorexie mentale touche :

A ☐ les adolescents
B ☐ les adultes des deux sexes
C ☐ les femmes

répétitions

→ Pour les courageuses : 2 séries de 20 rotations alternées. Décontractez-vous 4 ou 5 secondes entre chaque série.

→ Pour les décontractées : 2 séries de 14 rotations alternées. Décontractez-vous 7 ou 8 secondes entre chaque série.

variantes

→ Faites 1 série de 20 rotations lentes alternées, puis 1 série de 30 rotations rapides alternées.

→ Faites 1 série de 20 rotations à droite, puis 1 série de 20 rotations à gauche.

les bienfaits de l'exercice

Il est intéressant car il tonifie et étire la taille, tout en étant d'une réalisation agréable. De plus, c'est une technique qui met en action les muscles obliques, mais aussi les muscles des épaules et du dos.

PETIT TEST/ RÉPONSE

Réponse au test :
A et C
L'anorexie mentale touche surtout les femmes et les adolescentes, qui représentent 95 % des cas. Elle se traduit par une peur excessive de prendre du poids et d'absorber des aliments. Il faut néanmoins distinguer deux types d'anorexie.

- L'anorexie restrictive, avec amaigrissement dû au jeûne. Elle peut aboutir à une dénutrition grave entraînant le décès.
- L'anorexie boulimique, qui est une alternance d'excès alimentaires, avec vomissements, et de restrictions. Elle conduit plus rarement à une dénutrition importante, mais peut créer une diminution de la concentration de potassium dans le sang. L'anorexie mentale est souvent due à un manque de confiance en soi.

4 flexions latérales alternées en déplaçant les mains

↘ **Cibles : jambes, fessiers**

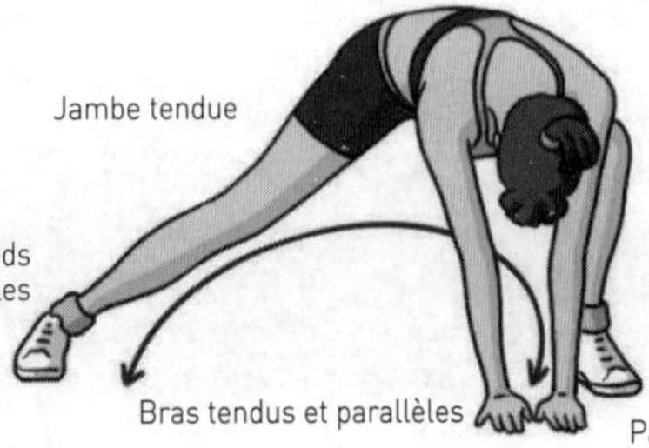

description

→Debout, jambes très écartées, posez vos mains sur le sol devant vous : fléchissez ainsi au maximum une jambe après l'autre en déplaçant les mains à chaque fois.

→Travaillez à votre rythme.

CONSEIL

Veillez à conserver les pieds parfaitement immobiles.

respiration

Inspirez par le nez lorsque les jambes sont immobiles (en position finale du mouvement). Expirez par la bouche lors du changement d'appui.

➔ répétitions

→ Pour les courageuses : 2 séries de 20 flexions alternées. Décontractez-vous 4 ou 5 secondes entre chaque série.

→ Pour les décontractées : 2 séries de 15 flexions alternées. Décontractez-vous 7 ou 8 secondes entre chaque série.

➔ variantes

→ Faites 2 séries de 15 flexions sur une jambe, puis 2 séries de 15 flexions sur l'autre.

→ Faites 2 séries de 20 flexions alternées avec les pieds en ouverture.

➔ les bienfaits de l'exercice

Cette technique retonifie les jambes et les fessiers et assouplit les muscles adducteurs. Elle est connue comme exercice de préparation pour l'athlétisme, la gym au sol, le ski et le tennis.

PETIT TEST

Quelle vitamine est surnommée la « vitamine de l'effort » ?

A ☐ C
B ☐ B12
C ☐ PP

Réponse au test : A
C'est la vitamine C que l'on surnomme ainsi. Elle améliore le tonus, aide à lutter contre le froid et retarde la fatigue. S'il est vrai qu'un sujet sportif a besoin de deux à trois fois plus d'acide ascorbique qu'un sédentaire, il lui est inutile de prendre des doses de vitamine C (ce qui peut occasionner des problèmes de diarrhée, de crampes, d'insomnie...). Il lui suffit de consommer un ou deux fruits le matin et un autre à midi, éventuellement une pomme à quatre heures, par exemple. Les légumes doivent évidemment faire partie de ses habitudes alimentaires.

5 ramenés de la jambe fléchie en diagonale

↘ **Stretching des jambes**

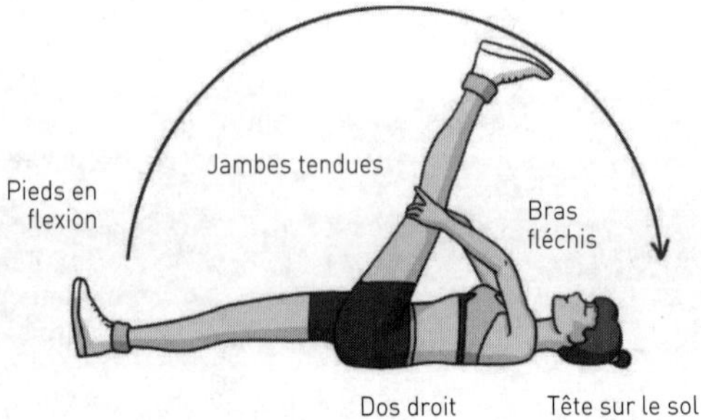

description

Allongée sur le dos, les jambes serrées : ramenez une jambe en extension maximale le plus près possible du visage avec les mains, tout en étirant la jambe sur le sol dans son axe. Maintenez l'extension maximale pendant 15 secondes.

CONSEIL

Veillez à conserver la tête et le haut du dos sur le sol.

PETIT TEST/ QUESTION

L'épanchement de synovie peut survenir à la suite :

A ☐ d'une longue marche sur un terrain un peu accidenté

B ☐ d'un choc sans gravité

C ☐ en descendant maladroitement une marche

respiration

Inspirez par le nez et expirez par la bouche le plus lentement possible.

répétitions

Pour les courageuses et les décontractées : 4 étirements alternées d'une jambe. Décontractez-vous 4 ou 5 secondes entre chaque posture.

variantes

→ Ramenez la jambe pendant 20 secondes avec le pied en extension.

→ Ramenez la jambe vers l'extérieur pendant 20 secondes.

les bienfaits de l'exercice

Cette posture permet une amélioration de l'écart des jambes dans une position très confortable. Elle est complémentaire de l'exercice précédent. Elle étire essentiellement les muscles ischio-jambiers (se trouvant derrière les cuisses). C'est une excellente préparation au grand écart antéro-postérieur.

PETIT TEST/ RÉPONSE

Réponse au test : A, B, C
Un épanchement de synovie (hydarthrose) peut survenir à la suite de n'importe quel choc. Il met parfois plusieurs heures à apparaître. S'il apparaît plus soudainement, il peut y avoir un épanchement sanguin (hémarthrose). Le volume de liquide n'est pas proportionnel à la gravité. Par exemple, si un ligament est endommagé, le volume de liquide synovial ne sera pas forcément important. L'épanchement peut aussi avoir une origine traumatique (entorse, lésion du ménisque, luxation de la rotule) ou une origine non traumatique s'il s'agit de rhumatisme articulaire, de spondylarthrite ankylosante. Dans tous les cas, une consultation médicale est de rigueur !

programme du mardi en 15 minutes

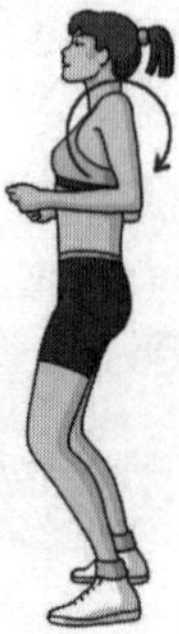

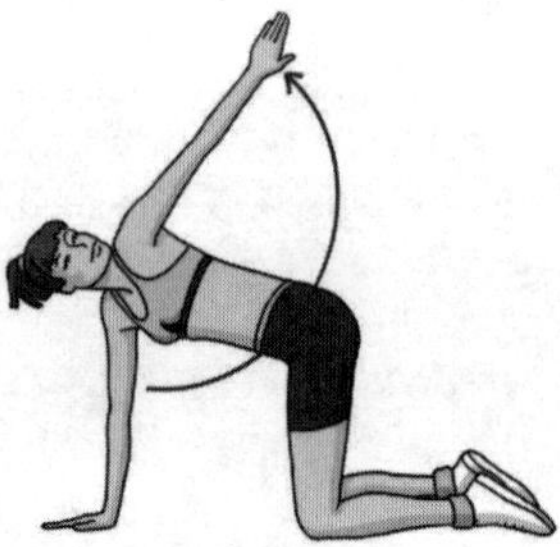

Exercice 1 : bras, épaules, dos

Rotations des épaules

Pour les courageuses : 2 séries de 15 répétitions dans un sens, puis dans l'autre.

Pour les décontractées : 2 séries de 10 répétitions dans un sens, puis dans l'autre.

Pour tonifier

Exercice 2 : pectoraux, haut du dos, bras

Rotations de la taille en élevant un bras après l'autre

Pour les courageuses : 2 séries de 20 répétitions alternées.

Pour les décontractées : 2 séries de 6 répétitions.

Pour tonifier

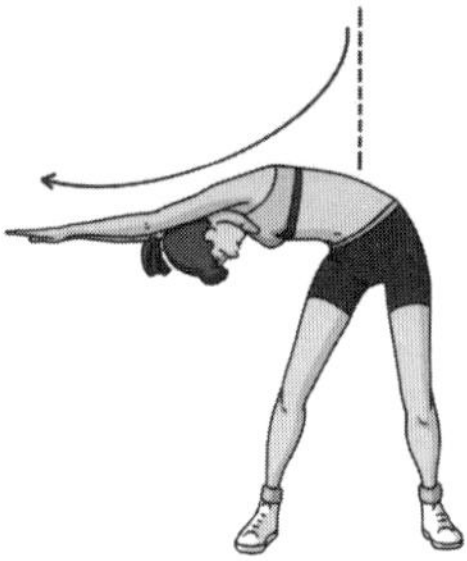

Exercice 3 : taille, dos

Flexions du tronc à droite et à gauche

Pour les courageuses : 2 séries de 20 répétitions alternées.

Pour les décontractées : 2 séries de 16 répétitions alternées.

Pour tonifier

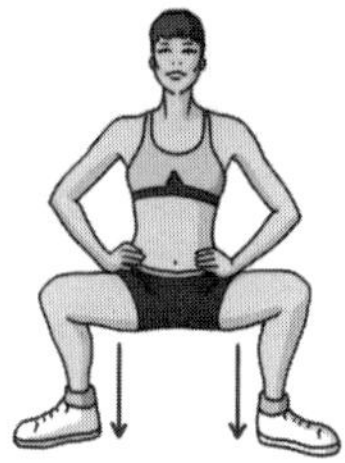

Exercice 4 : jambes, fessiers, mollets

Flexions complètes des jambes

Pour les courageuses : 2 séries de 15 répétitions.

Pour les décontractées : 2 séries de 10 répétitions.

Pour tonifier

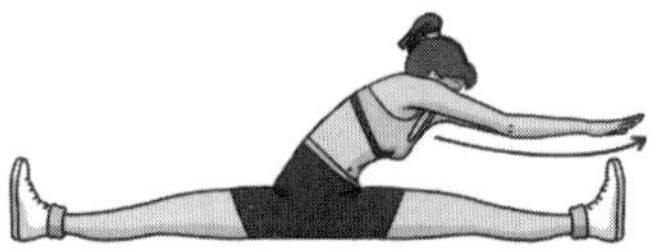

Exercice 5 : stretching dorsal

Flexions alternées du buste sur une jambe

Pour les courageuses et les décontractées : 4 étirements alternés de 20 secondes chacun.

Pour assouplir

❶ rotations des épaules

↘ **Cibles : bras, épaules, dos**

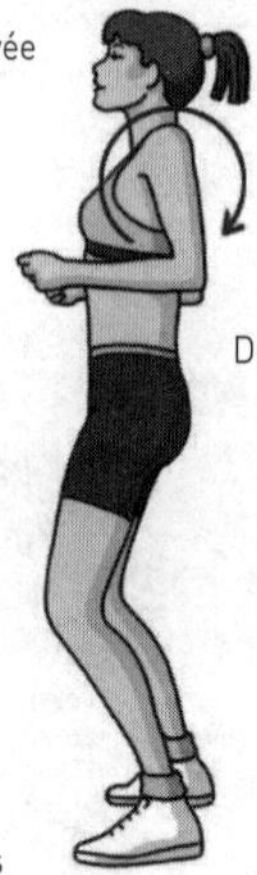

➔ description

→ Debout, bras fléchis : réalisez des rotations des épaules.

→ Travaillez à un rythme lent.

CONSEIL

Veillez à hausser au maximum les épaules lors de la rotation.

➔ respiration

Inspirez par le nez et expirez par la bouche le plus lentement possible.

➔ répétitions

→ Pour les courageuses : 2 séries de 15 rotations dans un sens, puis 2 séries de 15 rotations dans l'autre. Décontractez-vous 4 ou 5 secondes entre chaque série.

→ Pour les décontractées : 2 séries de 10 rotations dans un sens, puis 2 séries de 10 rotations dans l'autre. Décontractez-vous 7 ou 8 secondes entre chaque série.

➔ variantes

→ Faites 4 séries de 16 rotations alternées.

→ Faites 2 séries de 15 rotations dans un sens, puis 2 séries de 15 rotations dans l'autre avec les bras tendus le long du corps.

➔ les bienfaits de l'exercice

Cet exercice constitue une excellente mise en train. Il permet de bien délier les articulations des épaules afin de rendre plus efficace l'exercice suivant.

PETIT TEST

Quelle quantité de calcium un adulte doit-il absorber par jour ?

A ☐ 800 mg
B ☐ 1 200 mg
C ☐ 600 mg

Réponse au test : A
Un adulte doit consommer 800 mg de calcium par jour (cela correspond à peu près à 600 ml de lait). La consommation de lait est bénéfique pour la santé car de récentes études ont démontré qu'il contribuait à faire baisser le taux de mauvais cholestérol dans le sang et à provoquer une diminution de la pression artérielle.
Il ne faut pas oublier que la consommation de lait constitue, en raison de sa teneur en calcium, une prévention de l'ostéoporose.

2 rotations de la taille en élevant un bras après l'autre

↘ **Cibles : pectoraux, haut du dos, bras**

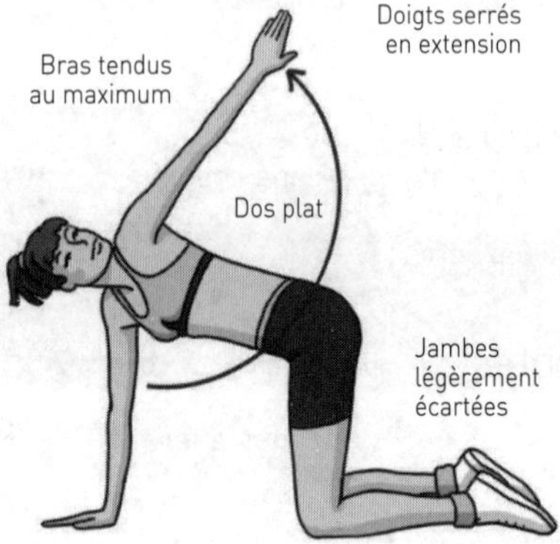
Doigts serrés
en extension
Bras tendus
au maximum
Dos plat
Tête tournée
du côté de
la rotation
Jambes
légèrement
écartées
Orteils
souples

description

→ À genoux, penchez votre buste vers l'avant, prenez appui devant vous sur le sol avec une main : élevez l'autre bras à l'arrière au maximum.

→ Inversez successivement cette position en insistant bien à la fin du mouvement.

→ Travaillez à votre rythme.

CONSEIL

Veillez à ne jamais cambrer les reins.

respiration

→ Inspirez par le nez pendant le changement de bras. Expirez par la bouche pendant l'élévation du bras.

↘ **Suggestion :** vous pouvez toujours expirer pendant l'élévation du même bras si votre rythme d'exécution du mouvement est rapide.

répétitions

→ Pour les courageuses : 2 séries de 20 rotations alternées. Décontractez-vous 4 ou 5 secondes entre chaque série.

→ Pour les courageuses : 2 séries de 16 rotations alternées. Décontractez-vous 7 ou 8 secondes entre chaque série.

variantes

→ Faites 2 séries de 20 rotations alternées en déplaçant au maximum la main sur le sol (à chaque élévation de l'autre bras) vers le genou opposé.

→ Faites 2 séries de 20 rotations alternées en fléchissant le bras sur le sol.

les bienfaits de l'exercice

Cette technique est très sécurisante pour le dos et permet une rotation hyper-contrôlée de la taille.

PETIT TEST

À combien de calories s'élève la ration type d'un athlète ?

A ☐ de 4 600 à 4 800
B ☐ de 1 700 à 2 900
C ☐ de 3 200 à 3 500

Réponse au test : C
La ration type d'un athlète s'élève en moyenne à 3 400 calories par jour. Elle contient en principe :
– 135 g de protides (15 %), comme 1 g de protides = 4 calories, 135 g = 500 calories,
– 100 g de lipides (26 %), comme 1 g de lipides = 9 calories, 100 g = 900 calories,
– 500 de glucides (59 %), comme 1 g de glucides = 4 calories, 500 g = 2 000 calories,
Total : 3 400 calories.

3 flexions du tronc à droite et à gauche

↘ **Cibles : taille, dos**

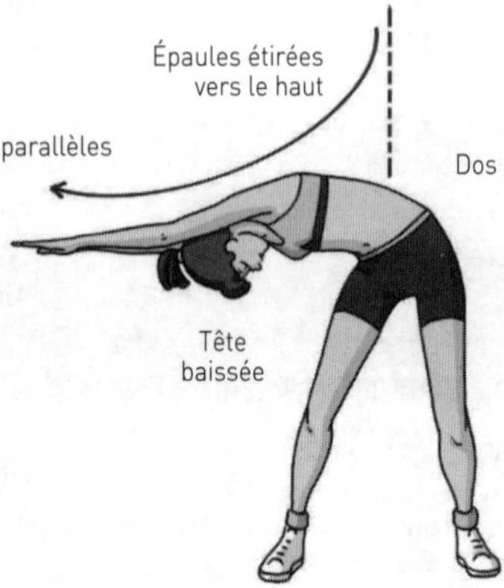
Épaules étirées
vers le haut
Bras tendus et parallèles
Dos plat
Doigts serrés
en extension
Tête
baissée
Jambes fléchies
et écartées
Pieds
parallèles

description

→ Debout : fléchissez le buste à droite et à gauche, en alternance, en le redressant complètement entre chaque flexion.

→ Travaillez à un rythme lent.

CONSEIL

Veillez à conserver les jambes parfaitement immobiles pendant toute la durée de l'exercice.

PETIT TEST/ QUESTION

Qu'est-ce que la VO_2 MAX ?

A ☐ le volume résiduel d'oxygène dans les poumons

B ☐ la consommation maximale d'oxygène pendant une minute

C ☐ le volume d'oxygène maximal qu'un individu peut consommer

respiration

Inspirez par le nez en descendant le buste. Expirez par la bouche en le redressant.

répétitions

- Pour les courageuses : 2 séries de 20 flexions alternées. Décontractez-vous 4 ou 5 secondes entre chaque série.
- Pour les décontractées : 2 séries de 16 flexions alternées. Décontractez-vous 7 ou 8 secondes entre chaque série.

variantes

- Faites 2 séries de 20 flexions alternées en étirant le bras droit lors de la flexion du buste du côté droit et le bras gauche lors de la flexion du buste du côté gauche.
- Faites 2 séries de 20 flexions du buste du côté droit, puis de 20 flexions du buste du côté gauche.

les bienfaits de l'exercice

Cette technique requiert une concentration au niveau de la structure dorsale, ce qui la rend intéressante outre le travail de tonification des muscles obliques qu'elle engendre.

PETIT TEST/ RÉPONSE

Réponse au test : B

La VO_2 MAX est la consommation maximale d'oxygène d'un individu pendant une minute d'un effort soutenu. Elle diminue de 10 % tous les dix ans. Cette diminution peut entraîner un état de complète incapacité physique à un âge avancé. Il importe donc d'avoir une activité physique régulière pour combattre ce processus. Les sportifs ont trois fois moins de risques que les autres d'avoir un infarctus ou un accident cérébral. L'activité physique contribue à faire diminuer la tension artérielle, ainsi que la fréquence cardiaque tout en assurant une plus grande souplesse des vaisseaux.

4 flexions complètes des jambes

↘ Cibles : jambes, fessiers, mollets

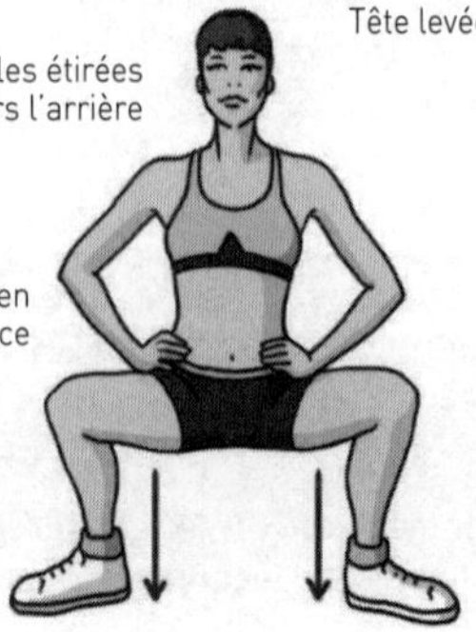

description

→ Debout : faites des flexions complètes des jambes.

→ Travaillez régulièrement et à votre rythme.

CONSEIL

Veillez à ce que l'arrière de vos cuisses touche vos mollets à chaque flexion.

respiration

Inspirez par le nez en remontant le buste. Expirez par la bouche dans la flexion.

PETIT TEST/ QUESTION

On attribue le plus souvent le point de côté gauche à :

A ☐ la contraction de la rate

B ☐ une contraction des fibres musculaires intercostales

C ☐ une concentration de sels minéraux dans les muscles antéro-latéraux du thorax

répétitions

- Pour les courageuses : 2 séries de 15 flexions complètes. Décontractez-vous 4 ou 5 secondes entre chaque série.
- Pour les décontractées : 2 séries de 10 flexions complètes. Décontractez-vous 7 ou 8 secondes entre chaque série.

variantes

- Faites 2 séries de 15 flexions complètes en équilibre sur les orteils.
- Faites 2 séries de 15 flexions avec les pieds parallèles.

les bienfaits de l'exercice

Cette technique permet un travail cardio-pulmonaire efficace en plus d'un renforcement musculaire des fessiers, des cuisses et des mollets.

PETIT TEST/ RÉPONSE

Réponse au test : A
Le point de côté gauche est le plus souvent dû à une contraction de la rate. Quant au point de côté droit, il est provoqué soit par une poche de gaz dans l'angle droit du côlon, soit par une congestion passagère du foie. On dit aussi que le point de côté peut provenir d'une mauvaise réalisation des gestes des bras ou d'un rythme respiratoire décalé par rapport à l'effort. La douleur peut survenir progressivement ou brutalement pendant l'effort. Elle disparaît après un arrêt ou un ralentissement de l'activité. On conseille en général, pour éviter le point de côté au cours de l'exercice, de bien s'échauffer, de ne pas s'alimenter moins de trois heures avant, de supprimer les féculents lors du dernier repas.

5 flexions alternées du buste sur une jambe

↘ Stretching dorsal

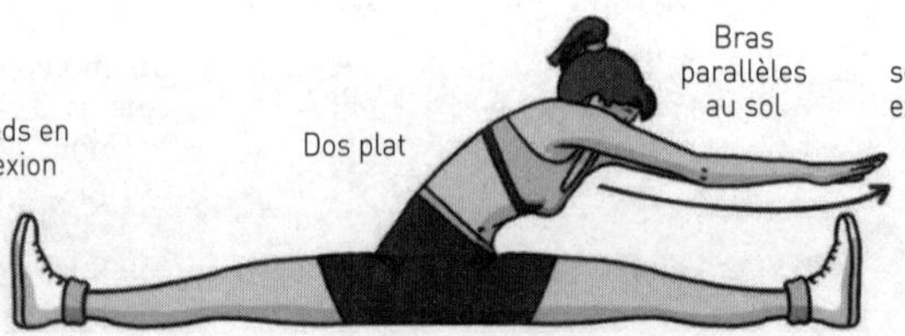
Tête levée
Bras parallèles au sol
Doigts serrés en extension
Pieds en flexion
Dos plat
Jambes en hyper-extension

➔ description

→ Assise, jambes écartées au maximum : fléchissez le buste sur une jambe. Maintenez la posture durant 20 secondes.

→ Relâchez complètement le corps vers l'avant (surtout la nuque) pendant une dizaine de secondes avant de recommencer sur l'autre jambe.

CONSEIL

Veillez à avoir les bras le plus haut possible.

➔ respiration

Inspirez et expirez par le nez le plus lentement possible.

➔ répétitions

Pour les courageuses et les décontractées : 4 étirements alternés.

➔ variantes

→ Fléchissez le buste à l'extérieur de la jambe et non au-dessus de la jambe.

→ Mettez vos pieds en extension.

➔ les bienfaits de l'exercice

Cette technique pratiquée dans les cours de barre au sol et de danse classique allie la flexion caractéristique de correction de la bonne position dorsale et la recherche de progression de l'amplitude articulaire.

PETIT TEST

Qu'est-il conseillé de boire après une épreuve sportive assez intense ?

A ☐ de l'eau gazeuse
B ☐ de l'eau plate additionnée de jus de fruits frais
C ☐ de l'eau plate sucrée

Réponse au test : A
Il est recommandé de boire de l'eau gazeuse (comme l'eau de Vichy). Les professionnels y ajoutent une petite pincée de sel et un petit peu de sirop à base de gluconate de calcium. L'organisme doit récupérer la perte de sels minéraux qu'il a subie. Il importe de boire lentement, mais en quantité suffisante, de l'eau contenant du calcium, du magnésium, etc.

programme du mercredi en 15 minutes

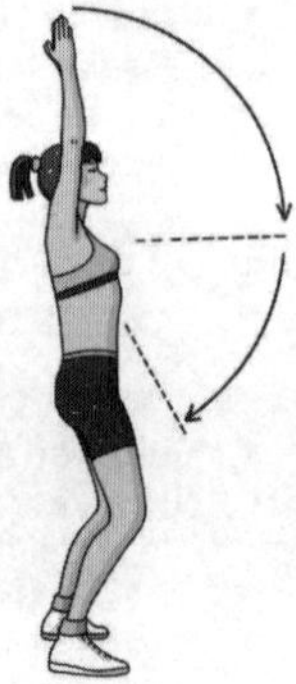

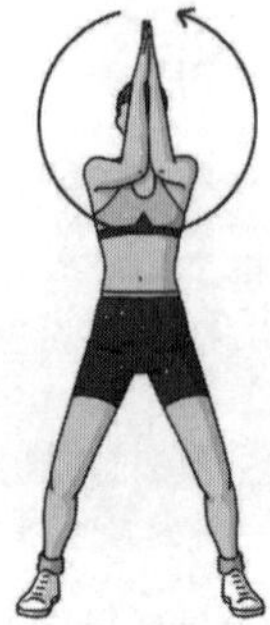

Exercice 1 : bras, épaules, dos

Touchés des mains en haut, devant vous et en bas

Pour les courageuses : 2 séries de 15 enchaînements.

Pour les décontractées : 2 séries de 10 enchaînements.

Pour tonifier

Exercice 2 : pectoraux, haut du dos, bras

Cercles des avant-bras collés

Pour les courageuses : 3 séries de 10 répétitions dans chaque sens.

Pour les décontractées : 3 séries de 8 répétitions dans chaque sens.

Pour tonifier

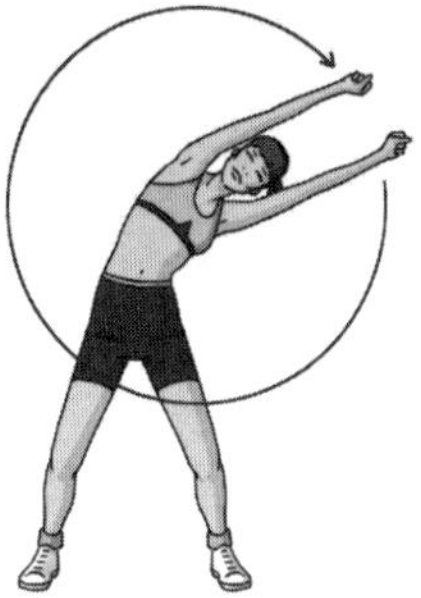

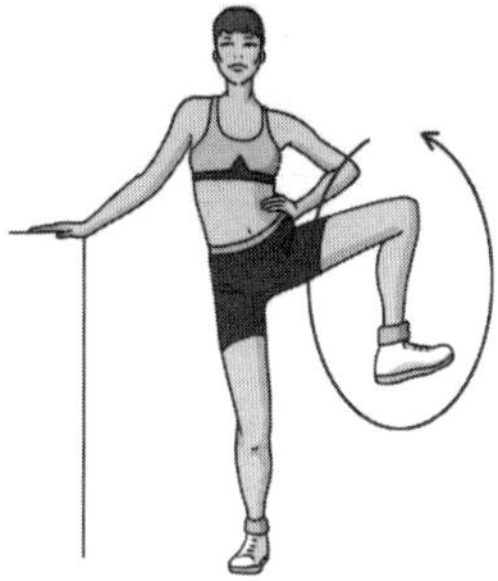

Exercice 3 : taille, bras

Grands cercles complets du buste

Pour les courageuses : 3 séries de 10 répétitions alternées.

Pour les décontractées : 3 séries de 6 répétitions alternées.

Pour tonifier

Exercice 4 : jambes, fessiers

Cercles d'une jambe fléchie sur le côté

Pour les courageuses : 2 séries de 12 répétitions dans un sens puis dans l'autre de chaque jambe.

Pour les décontractées : 2 séries de 8 répétitions dans un sens puis dans l'autre de chaque jambe.

Pour tonifier

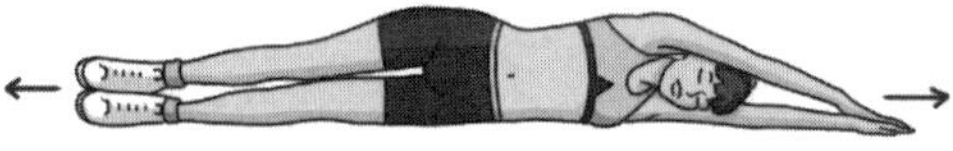

Exercice 5 : stretching général du corps

Étirements simultanés des bras et des jambes

Pour les courageuses et les décontractées : 2 étirements sur le côté gauche, puis sur le côté droit.

Pour assouplir

1 touchés des mains en haut, devant vous et en bas

↘ **Cibles : bras, épaules, dos**

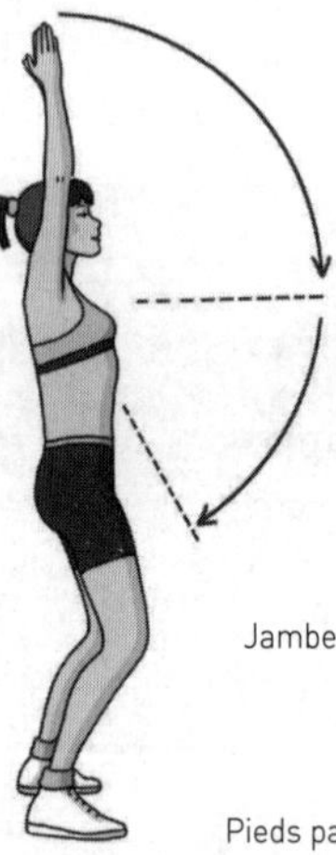

description

→ Debout : touchez vos mains en haut, devant vous et en bas, en essayant de ne pas fléchir les coudes.

→ Travaillez à votre rythme lors de la première série et à un rythme dynamique lors de la seconde.

↘ **Suggestion :** vous pouvez prendre de petits poids (0,5 kg ou 1 kg) ou des livres lors de la seconde série.

CONSEIL
Veillez à conserver le plus possible le dos immobile.

respiration

Inspirez par le nez et expirez par la bouche, à votre convenance.

répétitions

→ Pour les courageuses : 2 séries de 15 enchaînements (1 enchaînement = 1 touché des mains en haut, 1 touché des mains devant et 1 touché des mains en bas). Décontractez-vous 4 ou 5 secondes entre chaque série.

→ Pour les décontractées : 2 séries de 10 enchaînements. Décontractez-vous 7 ou 8 secondes entre chaque série.

variantes

→ Faites 2 séries de 15 enchaînements en fléchissant les bras.

→ Faites 2 séries de 10 enchaînements en marquant un temps d'arrêt de 3 secondes chaque fois que les mains se touchent.

les bienfaits de l'exercice

Cette technique constitue un échauffement tonique de raffermissement des bras, du dos et des épaules. Elle permet une approche simple de la coordination. Elle prépare efficacement à l'exercice suivant.

PETIT TEST

De combien de parties est composé le sternum ?

A ☐ 1
B ☐ 2
C ☐ 3

Réponse au test : C
Le sternum est composé de trois parties :
• en haut : le manubrium (partie supérieure triangulaire) ;
• au milieu : le corps, qui est allongé et plus large en bas. Chacun de ses bords latéraux présente six échancrures costales. L'union du manubrium et du corps se nomme « l'angle de Louis » ;
• en bas : l'appendice xiphoïde. Il est le plus souvent cartilagineux, plutôt mince, mais sa forme varie selon les individus.

2 cercles des avant-bras collés

↘ **Cibles : pectoraux, haut du dos, bras**

description

→ Debout ou assise : élevez par de petits mouvements vos avant-bras devant vous, le plus haut possible.

→ Travaillez très lentement et régulièrement.

CONSEIL

Veillez à ne pas décoller les avant-bras.

PETIT TEST/ QUESTION

Qu'appelle-t-on « lentigo » ?

A ☐ une infection de la peau

B ☐ des taches brunes dermiques

C ☐ une dégénérescence de protubérance dermique

respiration

Inspirez par le nez en redescendant les avant-bras. Expirez par la bouche en les élevant.

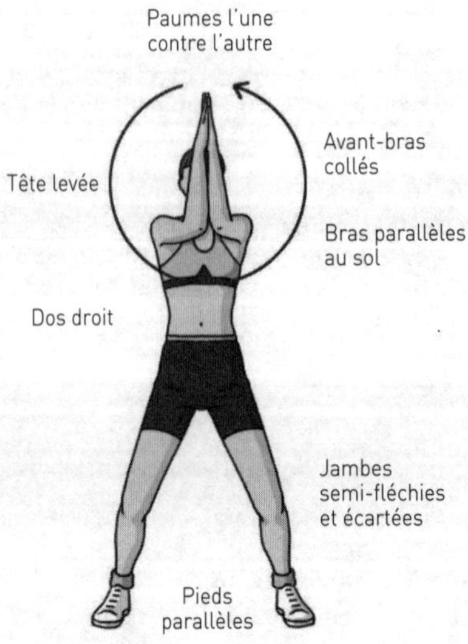

➔ répétitions

➔Pour les courageuses : 3 séries de 10 cercles des avant-bras dans un sens, puis 3 séries de 10 cercles des avant-bras dans l'autre. Décontractez-vous 4 ou 5 secondes entre chaque série.

➔Pour les décontractées : 3 séries de 6 cercles des avant-bras dans un sens, puis 3 séries de 6 cercles des avant-bras dans l'autre. Décontractez-vous 7 ou 8 secondes entre chaque série.

➔ variantes

➔Faites 3 séries de 6 élévations des avant-bras en conservant pendant 5 secondes la position la plus haute.

➔Faites 3 séries de 12 élévations en écartant les avant-bras jusqu'à ce qu'il n'y ait plus que les coudes qui se touchent.

➔ les bienfaits de l'exercice

Cette technique est l'une des plus connues pour tonifier la poitrine. On ressent l'effet de l'exercice très rapidement. Il importe de bien faire l'exercice à fond pour obtenir un renforcement des pectoraux

PETIT TEST/ RÉPONSE

Réponse au test : B
Les taches brunes appelées « lentigo » peuvent apparaître dès l'âge de 30 ans sur le visage, les mains et le décolleté car ce sont les endroits le plus exposés aux rayons UV. Ainsi certains mélanocytes (cellules qui produisent la mélanine) se multiplient, grossissent et s'activent de façon à créer les taches. Ces taches pigmentaires sont les témoins du vieillissement cutané. Elles peuvent mesurer jusqu'à 1 cm de diamètre.
Il y a deux sortes de lentigos : les solaires et les séniles. On les traite au laser. Quelques séances suffisent : 3 aux environs de 40 ans et 6 vers la soixantaine. Un détail qui a son importance : c'est indolore !

3 grands cercles complets du buste

↘ Cibles : taille, bras

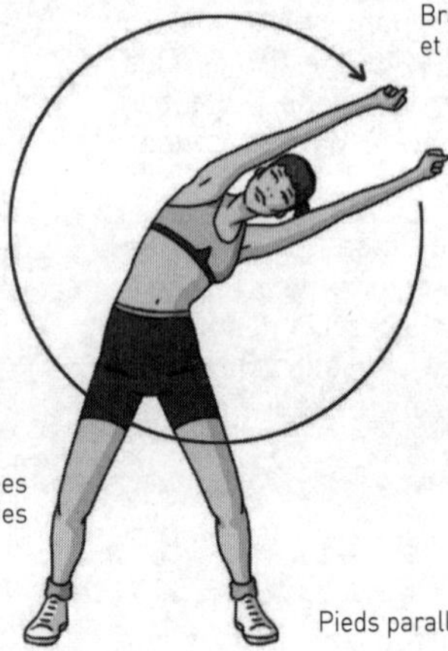
Bras tendus
et parallèles
Poings
serrés
Dos droit
Jambes écartées
et semi-fléchies
Pieds parallèles

➔ description

→ Debout : réalisez des cercles (les plus grands possible) du buste en conservant les bras devant en extension.

→ Travaillez à un rythme très lent.

CONSEIL

Veillez à conserver les bras le plus haut possible.

➔ respiration

Inspirez par le nez pendant la remontée du cercle. Expirez par la bouche pendant la descente du cercle.

répétitions

→ Pour les courageuses : 3 séries de 10 cercles alternés. Décontractez-vous 4 ou 5 secondes entre chaque série.

→ Pour les décontractées : 3 séries de 6 cercles alternés. Décontractez-vous 7 ou 8 secondes entre chaque série.

variantes

→ Faites 3 séries de 10 cercles alternés en serrant les doigts, paumes tournées vers l'extérieur.

→ Faites 3 séries de 10 cercles alternés en ayant les jambes plus fléchies et les pieds dirigés vers l'extérieur.

les bienfaits de l'exercice

Cet exercice permet de tonifier les muscles de la taille et de les exercer en extension complète, tout en obligeant à adopter une excellente position dorsale, ce qui permet ensuite d'avoir une meilleure position du dos.

PETIT TEST

Quelle est la proportion de filles qui luttent pour garder un poids satisfaisant ?

A ☐ 55 %
B ☐ 65 %
C ☐ 45 %

Réponse au test : C
45 % des filles se surveillent, font des régimes, etc., pour essayer de maintenir ou de retrouver un poids satisfaisant.

- 15 % des adolescentes suivent un régime sérieux,
- 25 % avouent faire des excès alimentaires,
- 13 % se font vomir et utilisent des médicaments pour maigrir, etc.

La boulimie chez la femme est d'à peu près 1,5 % (mais 7 %chez les étudiantes).
Important : les attitudes boulimiques ou restrictives peuvent cacher un problème grave.

4 cercles d'une jambe fléchie sur le côté

↘ **Cibles : jambes, fessiers**

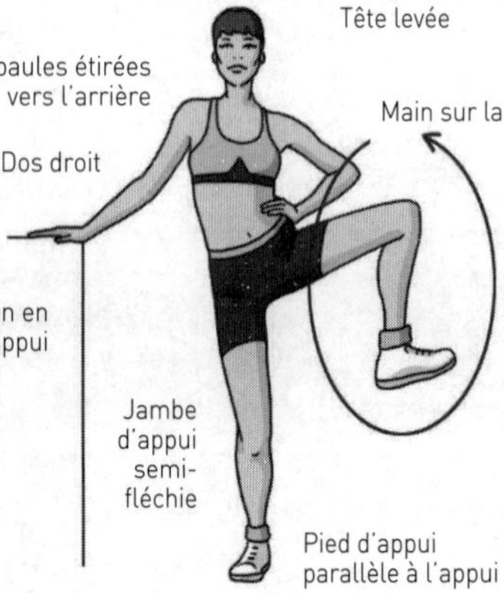

description

→ Debout : élevez une jambe fléchie sur le côté, réalisez des cercles sur le côté.

→ Travaillez à votre rythme.

↘ **Suggestion :** vous pouvez améliorer votre équilibre en ne prenant aucun appui. Vous pouvez également porter des poids aux chevilles (de 0,5 kg ou 1 kg) lors de la 2e série.

CONSEIL

Veillez à élever latéralement le genou le plus haut possible.

PETIT TEST/ QUESTION

Qu'est-ce que la dette d'oxygène lors de la réalisation d'un effort ?

A ☐ la quantité d'oxygène consommée durant l'effort

B ☐ la quantité d'oxygène manquante lors d'un effort

C ☐ la quantité d'oxygène consommée en surplus à l'arrêt de l'activité physique

respiration

Inspirez par le nez en descendant la jambe. Expirez par la bouche en la montant.

répétitions

- →Pour les courageuses : 2 séries de 12 rotations de chaque jambe dans un sens, puis dans l'autre. Décontractez-vous 4 ou 5 secondes entre chaque série.
- →Pour les décontractées : 2 séries de 8 rotations de chaque jambe dans un sens, puis dans l'autre. Décontractez-vous 7 ou 8 secondes entre chaque série.

variantes

- →Faites 2 séries de 20 élévations latérales de chaque jambe fléchie en équilibre sur les orteils du pied d'appui.
- →Faites 2 séries de 20 rotations de chaque jambe en alternant un cercle dans un sens et un cercle dans l'autre.

les bienfaits de l'exercice

Cette technique améliore l'ouverture des articulations coxo-fémorales, ainsi que l'appréciation de la proprioception.

PETIT TEST/ RÉPONSE

Réponse au test : C
À l'arrêt de toute activité physique, la consommation d'oxygène revient progressivement à son niveau initial. La dette d'oxygène est la quantité d'oxygène consommée en plus pendant cette période de réadaptation. Ce volume d'oxygène supplémentaire reconstitue le stock d'oxygène dans les muscles et contribue à éliminer l'acide lactique (acide-alcool qui apparaît lors de la décomposition du glycogène pendant la contraction musculaire) qui sera transformé en eau et en gaz carbonique ou employé pour resynthétiser du glycogène. Cette dette est bien sûr proportionnelle à l'effort musculaire fourni et au déficit d'oxygène occasionné.

5 étirements simultanés des bras et des jambes

↘ **Stretching général du corps**

description

Allongée sur le côté : étirez au maximum les jambes serrées et les bras tendus pendant 8 secondes. Relâchez-vous ensuite complètement durant 10 secondes.

CONSEIL

Veillez à ne pas vous cambrer. Pour cela, faites une légère rétroversion du bassin en permanence.

respiration

Inspirez et expirez le plus longuement possible à un rythme régulier durant toute la phase d'étirement.

répétitions

Pour les courageuses et les décontractées : 2 étirements sur le côté gauche, suivis de 2 étirements sur le côté droit.

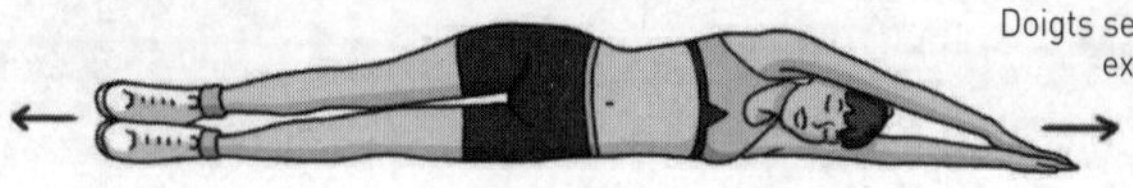

➔ variantes

→ Faites 4 postures (2 sur le côté gauche, puis 2 sur le côté droit) en décollant légèrement la jambe supérieure.

→ Faites 4 postures alternées en étirant bras gauche et jambe droite, puis bras droit et jambe gauche.

➔ les bienfaits de l'exercice

Cette posture de stretching est connue aussi bien pour son action d'étirement que pour son action relaxante. Vous pouvez la pratiquer le soir avant de vous endormir ; elle vous détendra vraiment.

PETIT TEST

De quoi est composé principalement le corps humain ?
A ☐ potassium, oxygène, carbone, azote, hydrogène, sodium
B ☐ oxygène, calcium, chlore, soufre, phosphore, hydrogène, carbone, azote, sodium, potassium
C ☐ phosphore, oxygène, hydrogène, sodium, potassium

Réponse au test : A et C partiellement
Le corps humain est à base de corps simples : oxygène, carbone, azote, hydrogène, sodium, potassium, calcium, chlore, soufre, phosphore. Ces composants servent à former des molécules.
Le corps comprend 70 % d'eau, des protides, des glucides, du bicarbonate de potassium, du chlorure de sodium, du chlorure de potassium, etc.
Le « protoplasme » constitue l'ensemble de la substance vivante de cette composition, extrêmement complexe. Il est divisé en cellules.

programme du jeudi en 15 minutes

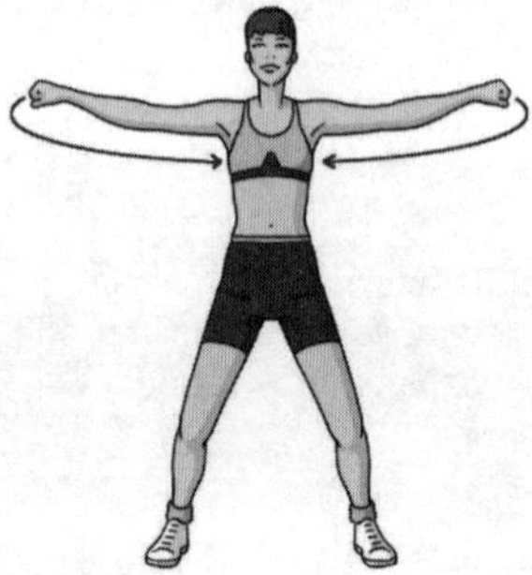

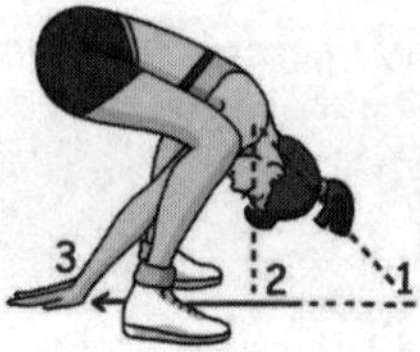

Exercice 1 : bras, épaules, dos

Rapprochés et écartés des bras tendus

Pour les courageuses : 2 séries de 20 répétitions.

Pour les décontractées : 2 séries de 16 répétitions.

Pour tonifier

Exercice 2 : taille, dos, épaules

Flexions du buste devant vous et vers l'arrière

Pour les courageuses : 2 séries de 15 enchaînements.

Pour les décontractées : 2 séries de 10 enchaînements.

Pour tonifier

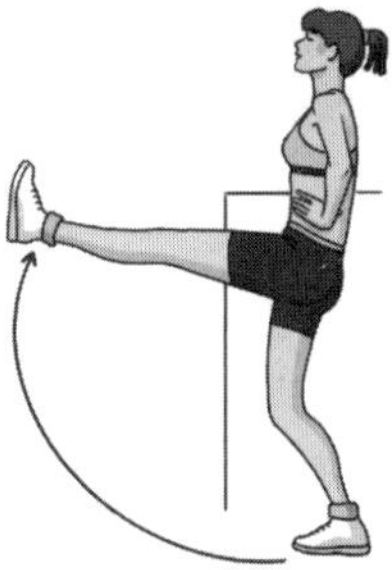

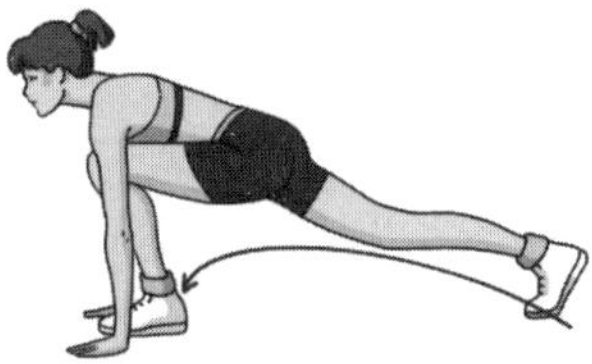

Exercice 3 : jambes, fessiers

Élévations d'une jambe tendue devant vous

Pour les courageuses : 2 séries de 20 répétitions de chaque jambe.

Pour les décontractées : 2 séries de 15 répétitions de chaque jambe.

Pour tonifier

Exercice 4 : jambes, fessiers

Changements avant des jambes

Pour les courageuses : 2 séries de 20 répétitions alternées.

Pour les décontractées : 2 séries de 14 répétitions alternées.

Pour tonifier

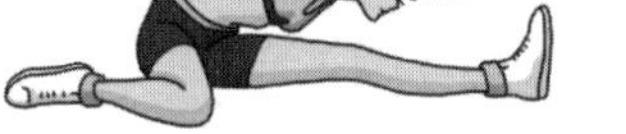

Exercice 5 : stretching

Flexions du buste sur la jambe

Pour les courageuses et les décontractées : 2 étirements sur la jambe gauche, puis 2 étirements sur la jambe droite.

Pour assouplir

1 rapprochés et écartés des bras tendus

↘ Cibles : bras, épaules, dos

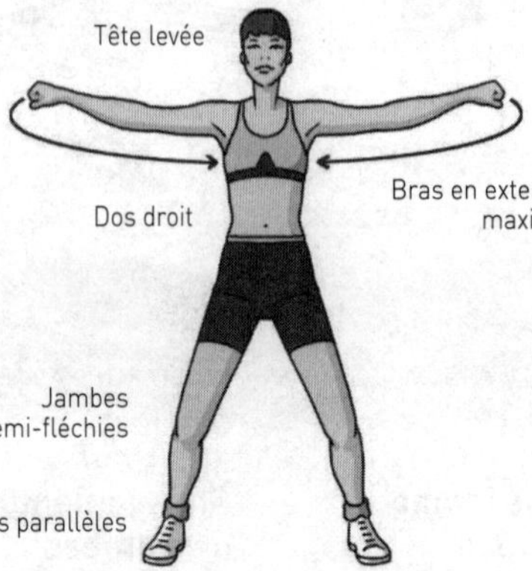

description

→ Debout ou assise, bras en croix : rapprochez et écartez les bras tendus.

→ Travaillez à votre rythme durant la première série et lentement pendant la seconde.

↘ **Suggestion :** il est possible de réaliser l'exercice avec de petits poids (de 0,5 kg ou 1 kg) ou avec des livres, à partir de la 2e série.

respiration

Inspirez par le nez et expirez par la bouche régulièrement.

CONSEIL

Veillez à avoir les épaules étirées un maximum à l'arrière.

PETIT TEST/ QUESTION

Combien existe-t-il de formes basiques de stretching ?

A ☐ 6
B ☐ 4
C ☐ 5

➔ répétitions

→ Pour les courageuses : 2 séries de 20 rapprochés-écartés. Décontractez-vous 4 ou 5 secondes entre chaque série.

→ Pour les décontractées : 2 séries de 16 rapprochés-écartés. Décontractez-vous 7 ou 8 secondes entre chaque série.

➔ variantes

→ Faites 2 séries de 10 rapprochés-écartés avec un seul bras, l'autre restant tendu sur le côté, parallèle au sol, puis 2 séries de 10 rapprochés-écartés avec l'autre bras.

→ Faites 2 séries de 10 rapprochés-écartés avec les bras parallèles au sol à hauteur des épaules, puis 2 séries de 10 rapprochés-écartés avec les bras 10 cm plus haut.

➔ les bienfaits de l'exercice

Cet exercice permet une mise en route progressive, en activant les bras, le haut du dos, les épaules. Il tonifie en finesse le haut du corps en durcissant bien les bras et en assouplissant les épaules.

PETIT TEST/ RÉPONSE

Réponse au test : C
Il existe cinq formes basiques de stretching :
• La « Passive Lift » (traction passive et un maintien de la posture).
• La méthode « P.N.F. » (ou méthode « proprioceptive neuromuscular facilitation », qui s'exerce à deux).
• La « Ballistic and Hold » (qui signifie balancer et maintenir la posture).
• La « Relaxation Method » (méthode de relaxation à deux, l'un étire l'articulation de l'autre).
• Le « Prolonged Stretching » (liitéralement stretching prolongé à deux, l'un étire jusqu'au maximum l'articulation de l'autre).
Le stretching est issu de la danse classique et du hatha-yoga.

2 flexions du buste devant vous et vers l'arrière

↘ **Cibles : taille, dos, épaules**

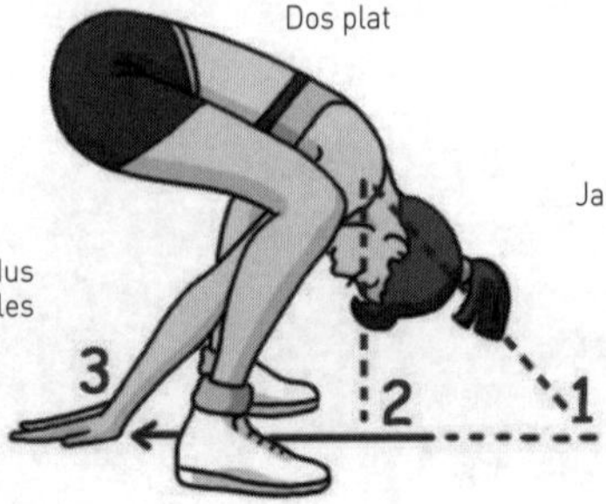
Dos plat
Jambes fléchies et écartées
Bras tendus et parallèles
3
2
1
Doigts serrés en extension

description

→ Debout : fléchissez au maximum le buste devant vous, vers le sol, et vers l'arrière, en plaçant chaque fois les mains le plus loin possible. Relevez-vous complètement en conservant les jambes fléchies et écartées avant de recommencer.

→ Travaillez très lentement et régulièrement.

respiration

Inspirez par le nez en descendant le buste. Expirez par la bouche en le redressant.

CONSEIL

Veillez à garder les jambes les plus immobiles possible durant la réalisation de l'exercice.

PETIT TEST/ QUESTION

Quel élément doit-on diminuer dans l'alimentation en cas d'hypertension ?

A ☐ le sucre
B ☐ le sel
C ☐ le beurre

répétitions

→Pour les courageuses : 2 séries de 15 enchaînements (1 enchaînement : 1 flexion devant soi, 1 flexion vers le sol, 1 flexion vers l'arrière). Décontractez-vous 4 ou 5 secondes entre chaque série.

→Pour les décontractées : 2 séries de 10 enchaînements. Décontractez-vous 7 ou 8 secondes entre chaque série.

variantes

→Faites 2 séries de 15 enchaînements en équilibre sur les orteils.

→Faites 2 séries de 15 enchaînements avec les doigts entrelacés, bras en hyperextension.

les bienfaits de l'exercice

Cette technique améliore beaucoup la souplesse lombaire, en tonifiant l'ensemble des muscles du bas du dos. Il est important de pratiquer régulièrement cet exercice afin de conserver la possibilité de bien se baisser tout au long de sa vie. Cette technique est aussi intéressante pour la coordination gestuelle.

PETIT TEST/ RÉPONSE

Réponse au test : B
On conseille de diminuer le sel et d'augmenter (sans excès bien sûr) l'huile. La diminution de sel facilite l'amaigrissement car le sel excite l'appétit. On constate également que si on ajoute une certaine quantité (définie suivant les individus) d'huile de tournesol (qui est riche en acide linoléique polyinsaturé), la tension redevient normale.
À noter qu'un Français sur dix est hypertendu.
Remarque : actuellement, les médecins ne donnent plus d'hypotenseurs aux malades obèses, mais leur conseillent le plus souvent de perdre simplement 7 ou 8 kg afin d'avoir à traiter une hypertension banale et non une hypertension grave.

3 élévations d'une jambe tendue devant vous

↘ **Cibles : jambes, fessiers**

description

→ Debout : élevez une jambe tendue devant vous, sans chercher à la monter le plus haut possible ni prendre appui sur le sol avec le pied lors de la descente. Si vous avez le sens de l'équilibre, ne prenez pas appui avec la main.

→ Travaillez à votre rythme durant la première série, puis à un rythme plus dynamique pendant la seconde.

↘ **Suggestion :** vous pouvez porter des lests aux chevilles lors de la 2e série pour tonifier encore plus les cuisses.

respiration

Inspirez par le nez en redescendant la jambe. Expirez par la bouche en la montant.

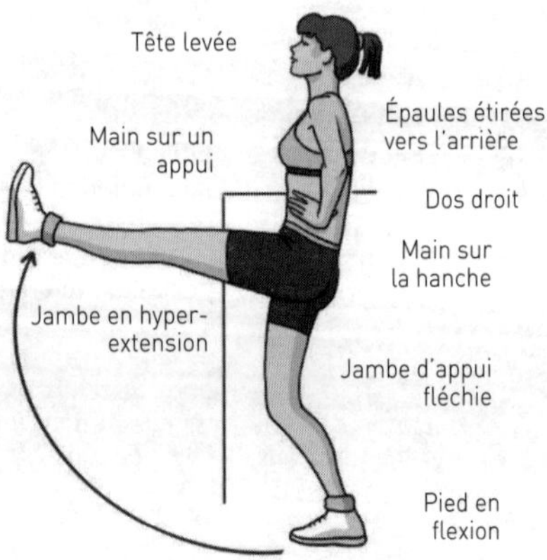

CONSEIL

Veillez à conserver la jambe d'appui immobile en flexion et la jambe active en extension maximale.

➔ répétitions

→ Pour les courageuses : 2 séries de 20 élévations de chaque jambe. Décontractez-vous 4 ou 5 secondes entre chaque série.

→ Pour les décontractées : 2 séries de 15 élévations de chaque jambe. Décontractez-vous 7 ou 8 secondes entre chaque série.

➔ variantes

→ Maintenez la jambe en élévation durant 4 secondes dans sa phase maximale d'élévation.

→ Tendez la jambe d'appui à chaque élévation de l'autre jambe. Fléchissez-la à nouveau lorsque la jambe active redescend.

➔ les bienfaits de l'exercice

Cet exercice raffermit les jambes, dynamise leur masse musculaire, améliore l'équilibre et assouplit les articulations des hanches.

PETIT TEST

Qu'est-ce qu'une colite ?
A ☐ un ralentissement anormal de la transformation des aliments
B ☐ un dysfonctionnement de l'appareil digestif
C ☐ une inflammation du côlon

Réponse au test : C
Une colite est une inflammation du côlon souvent située au niveau de la rate. Le praticien recommande le plus souvent l'endoscopie qui permet d'établir un diagnostic sûr. L'automédication est une erreur pouvant aboutir à des carences. On consulte en général pour une colite lorsqu'on a le ventre ballonné, qu'il y a constipation ou diarrhée, et le plus souvent une abondance de gaz accompagnés de sensations douloureuses. Il est donc essentiel d'avoir un pronostic avant de suivre un traitement.

4 changements avant des jambes

↘ **Cibles : jambes, fessiers**

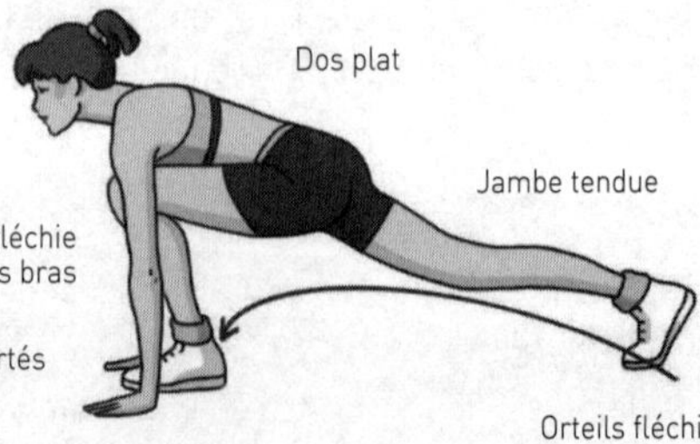
Tête levée
Dos plat
Jambe tendue
Jambe fléchie entre les bras
Talon décollé
Bras tendus et écartés
Orteils fléchis
Pied sur le sol

description

→ Debout, penchez le corps en avant en prenant appui sur le sol avec les mains : tendez une jambe à l'arrière, fléchissez l'autre vers l'avant. Changez ainsi de jambe sans sauter.

→ Travaillez sur un rythme dynamique. Si vous vous en sentez capable, accélérez lors de la dernière série.

CONSEIL

Veillez à descendre au maximum le corps vers le sol à chaque flexion, afin d'améliorer le plus possible l'écart des jambes.

respiration

Inspirez par le nez et expirez par la bouche le plus régulièrement possible.

répétitions

→ Pour les courageuses : 2 séries de 20 changements de jambe. Décontractez-vous 4 ou 5 secondes entre chaque série.

→ Pour les décontractées : 2 séries de 14 changements de jambe. Décontractez-vous 7 ou 8 secondes entre chaque série.

variantes

→ Faites 2 séries de 20 changements de jambe en décollant brièvement la jambe du sol à chaque fin d'extension.

→ Faites 2 séries de 10 extensions arrière de la jambe gauche, puis 2 séries de 10 extensions arrière de la jambe droite.

les bienfaits de l'exercice

Cette technique exerce bénéfiquement le système cardio-pulmonaire, tout en renforçant la tonicité fessière, en dynamisant et en assouplissant les jambes. Elle est assez complète et permet également de se tester au niveau de sa condition physique (il convient de n'être pas ou très peu essoufflée à la fin d'une série).

PETIT TEST

De combien de parties osseuses se compose le pied ?

A ☐ 4
B ☐ 6
C ☐ 5

Réponse au test : A

Le pied se compose :

- du tarse postérieur (calcanéum et astragale),
- du tarse antérieur (scaphoïde cuboïde, trois cunéiformes),
- du métatarse (cinq métatarsiens)
- des phalanges (trois phalanges par orteil).

5 flexions du buste sur la jambe

↘ **Stretching dorsal**

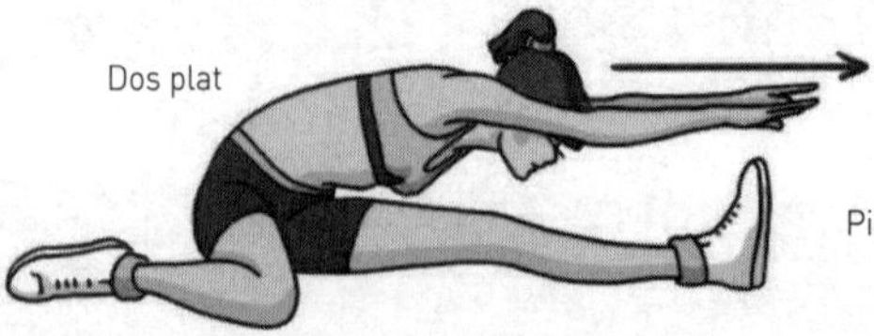

description

→ En position assise, fléchissez au maximum le buste au-dessus de la jambe en étirant bien les bras devant vous. Maintenez l'étirement maximal durant 20 secondes.

↘ **Suggestion :** le but est de descendre le corps parallèlement au sol et surtout de ne pas chercher à descendre la poitrine en arrondissant le dos.

respiration

Inspirez par le nez et expirez par la bouche le plus lentement possible.

CONSEIL

Veillez à étirer au maximum la cuisse vers l'arrière.

PETIT TEST/ QUESTION

Quel est l'aliment le plus complet ?

A ☐ l'œuf
B ☐ le lait
C ☐ la viande

➔ répétitions

Pour les courageuses et les décontractées : 2 étirements sur la jambe gauche, puis 2 étirements sur la jambe droite. Décontractez-vous 7 ou 8 secondes entre chaque posture.

➔ variantes

- →Faites 4 postures alternées en nouant les doigts, paumes tournées vers l'extérieur.
- →Faites 4 postures alternées en tendant la jambe sur le côté au lieu de la fléchir.

➔ les bienfaits de l'exercice

Cette pratique de stretching permet une très bonne prise de conscience du dos et améliore rapidement la faculté de flexion.

PETIT TEST/RÉPONSE

Réponse au test : B
Le lait est presque complet car il est riche en protéines, calcium, lipides, glucides, vitamines. Il ne contient cependant pas de fer, de fibres, de vitamine C. Un litre contient 904 g d'eau, 50 g de glucides (lactose), 36 g de lipides, 32 g de protides, 9 g de sels minéraux, des oligoéléments (surtout du zinc), les vitamines A, D et B2. L'œuf est l'aliment protéique (14 % de protéines) le plus appréciable, mais il n'est pas complet car il n'apporte ni glucides, ni fibres, ni calcium, ni vitamine C. La viande est très riche en protéines (entre 16 et 22 % pour les plus courantes). Elle apporte tous les acides aminés essentiels et contient également de la graisse et de l'eau, les vitamines B (la B12 entre autres). Il est recommandé de la consommer (en quantité raisonnable, bien sûr) si l'on souffre d'une carence en fer.

programme du vendredi en 15 minutes

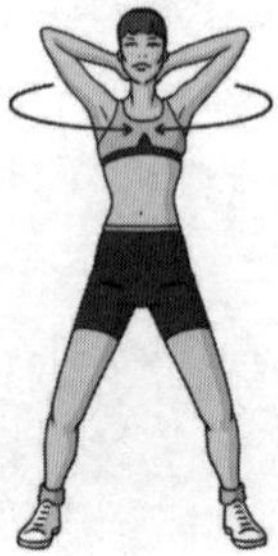

Exercice 1 : bras, épaules, dos

Ramenés des coudes devant vous

Pour les courageuses : 3 séries de 15 répétitions.

Pour les décontractées : 3 séries de 10 répétitions.

Pour tonifier

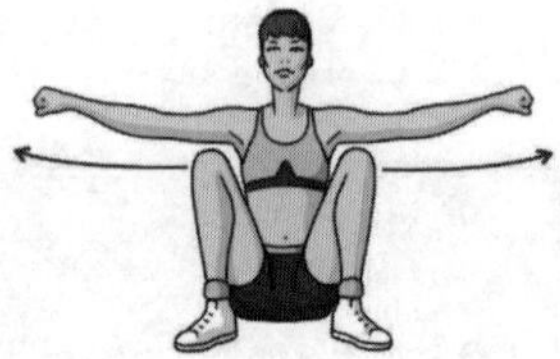

Exercice 2 : dos, taille, bras

Déplacements latéraux du tronc

Pour les courageuses : 2 série de 20 répétitions alternées.

Pour les décontractées : 2 séries de 15 répétitions alternées.

Pour tonifier

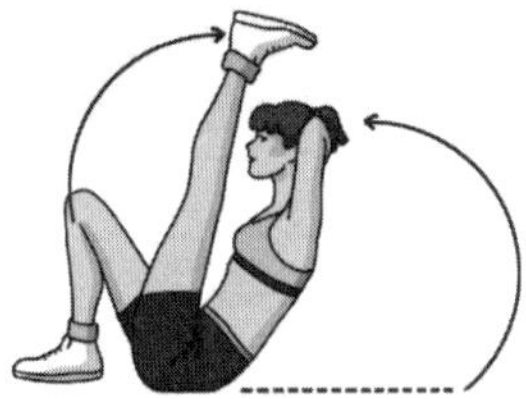

Exercice 3 : ventre, estomac

Relevés du buste et ramenés simultanés d'une jambe vers vous

Pour les courageuses : 2 séries de 20 répétitions de chaque jambe.

Pour les décontractées : 2 séries de 15 répétitions de chaque jambe.

Pour tonifier

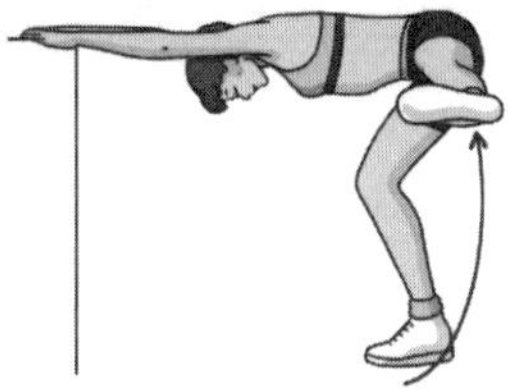

Exercice 4 : jambes, fessiers

Élévations latérales de la jambe

Pour les courageuses : 2 séries de 15 répétitions de chaque jambe.

Pour les décontractées : 2 séries de 10 répétitions de chaque jambe.

Pour tonifier

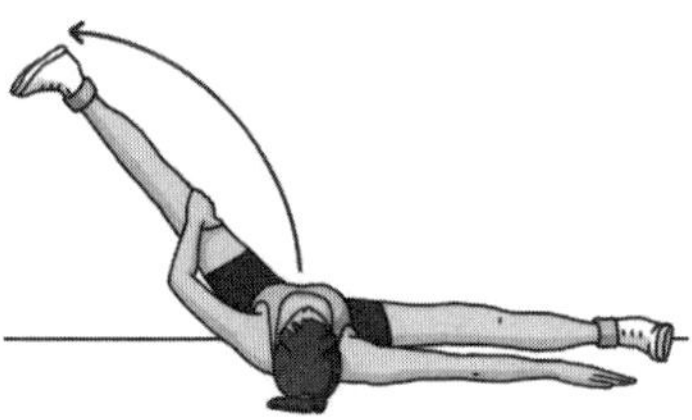

Exercice 5 : stretching des jambes

Étirements vers l'extérieur d'une jambe écartée

Pour les courageuses et les décontractées : 6 répétitions alternées de 10 secondes.

Pour assouplir

1 ramenés des coudes devant vous

↘ Cibles : bras, épaules, dos

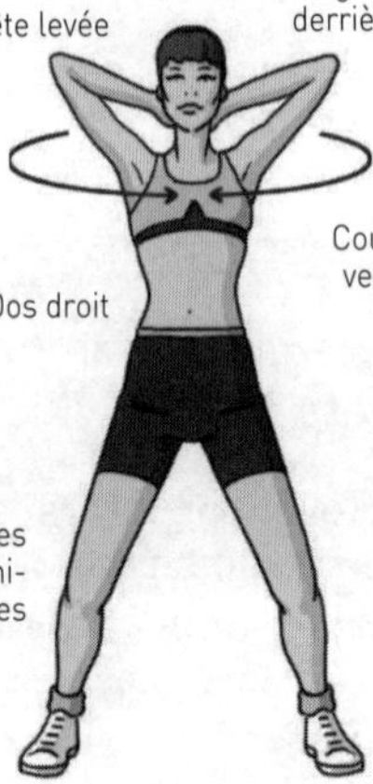
Tête levée
Doigts entrelacés derrière la nuque
Coudes étirés vers l'arrière
Dos droit
Jambes semi-fléchies
Pieds parallèles

CONSEIL

Étirez votre cou vers le haut tout en veillant à placer les coudes au maximum vers l'arrière.

PETIT TEST/ QUESTION

A ☐ à un épuisement des acides gras musculaires
B ☐ à un dys-fonctionnement du passage du glycogène
C ☐ à un épuisement du glycogène musculaire

description

→ Debout ou assise, mains derrière la nuque : faites se toucher les coudes devant vous.

→ Travaillez lentement.

respiration

Inspirez par le nez en ramenant les coudes vers vous et expirez par la bouche en les éloignant.

répétitions

- Pour les courageuses : 3 séries de 15 ramenés des coudes. Décontractez-vous 4 ou 5 secondes entre chaque série.
- Pour les décontractées : 3 séries de 10 ramenés des coudes. Décontractez-vous 7 ou 8 secondes entre chaque série.

variantes

- Faites 2 séries de 10 ramenés des coudes en restant immobile 8 secondes lors du touché des coudes et 8 secondes lors de l'étirement arrière.
- Faites 3 séries de 15 ramenés des coudes en plaçant vos paumes vers l'extérieur (rassurez-vous : il est normal que vous ne puissiez pas les faire se toucher).

les bienfaits de l'exercice

Cette technique permet un réapprentissage de la tenue dorsale et de ressentir autrement la masse musculaire du haut du dos et des épaules. Il est recommandé de la pratiquer régulièrement (et même au cours de la journée) si vous travaillez sur ordinateur, en respectant bien les phases respiratoires. Elle détend, tonifie et assouplit notamment la partie supérieure du corps.

PETIT TEST/ RÉPONSE

Réponse au test : C
La défaillance musculaire d'origine nutritionnelle est due à l'épuisement du glycogène musculaire. Cela peut se produire lors d'un effort intense, au bout de deux heures, par exemple. Le sportif ressent une fatigue musculaire assez importante avec des crampes. On ne répète jamais assez l'importance de l'équilibre diététique en cas de pratique sportive et aussi l'importance d'une bonne appréciation de ses besoins. D'après les sondages, les hommes sportifs ont tendance à trop s'alimenter, alors que les femmes sportives ont tendance à se sous-alimenter.

2 déplacements latéraux du tronc

↘ **Cibles : dos, taille, bras**

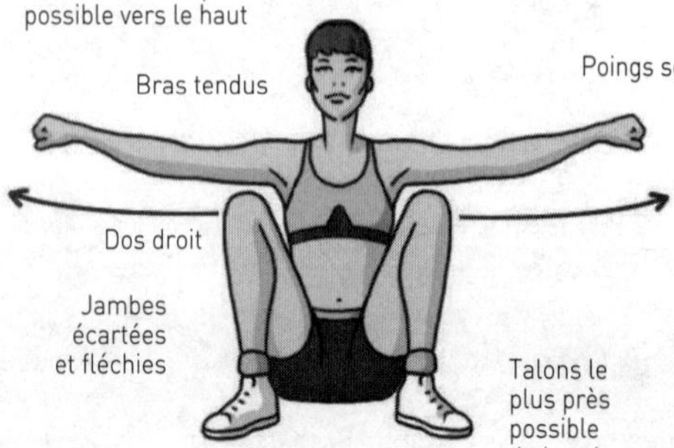

description

→ Assise (avec les jambes fléchies), placez les bras en croix : déplacez ainsi votre corps de droite à gauche.

→ Travaillez à votre rythme.

↘ **Suggestion :** cet exercice est plus difficile à réaliser assise que debout.

respiration

Inspirez par le nez en ramenant le buste devant vous. Expirez par la bouche pendant le déplacement latéral.

CONSEIL

Veillez à avoir les épaules étirées au maximum vers l'arrière de façon que les omoplates se touchent en permanence. Le dos doit être à la verticale et la tête étirée vers le haut.

répétitions

→Pour les courageuses : 2 séries de 20 passages de droite à gauche. Décontractez-vous 6 à 8 secondes entre chaque série.

→Pour les décontractées : 2 séries de 15 passages de droite à gauche. Décontractez-vous 10 à 15 secondes entre chaque série.

variantes

→Faites 2 séries de 20 passages latéraux alternés en touchant le sol sur le côté avec la main à chaque fois.

→Faites 2 séries de 20 passages latéraux alternés en tendant devant vous la jambe située du même côté que le déplacement (plus difficile).

les bienfaits de l'exercice

Cette technique inhabituelle crée une prise de conscience particulière de son corps, car il est rarement sollicité de cette manière. Cet exercice étire et tonifie les muscles obliques de la taille.

PETIT TEST

Combien de types de fibres musculaires existe-t-il ?
A ☐ 4 **B** ☐ 3 **C** ☐ 2

Réponse au test : C
Il existe deux catégories de fibres musculaires :
• Les fibres rouges qui ont un fonctionnement aérobique principal (nécessitant l'apport d'oxygène). Elles sont sollicitées lors d'efforts physiques d'intensité modérée pendant une longue durée. Elles sont très résistantes.
• Les fibres blanches qui ont essentiellement un fonctionnement anaérobique. Elles sont utilisées lors d'efforts physiques de grande intensité sur une courte durée. Elles sont plus fragiles que les fibres rouges.

❸ relevés du buste et ramenés simultanés d'une jambe vers vous

↘ **Cibles : ventre, estomac**

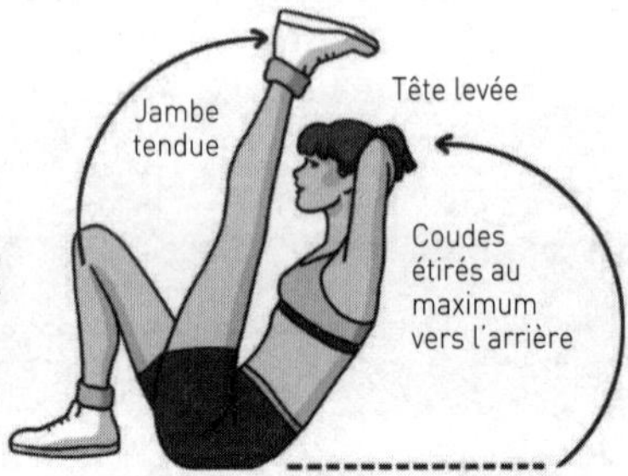

description

→ Allongée sur le dos : ramenez simultanément une jambe tendue et le buste. Ramenez ensuite cette jambe à la perpendiculaire.

↘ **Suggestion** : abaissez le buste sans que la tête touche le sol (sauf si cela est vraiment trop difficile).

→ Travaillez à votre rythme, mais régulièrement.

respiration

Inspirez par le nez en ramenant la jambe d'action à la verticale et en redescen-

CONSEIL

Veillez à bien réaliser les deux mouvements en même temps sans fléchir la jambe d'action.

PETIT TEST/ QUESTION

L'alcool apporte par gramme :

A ☐ 9 calories
B ☐ 6 calories
C ☐ 7 calories

dant le buste. Expirez par la bouche en descendant la jambe d'action et en relevant le buste.

répétitions

→ Pour les courageuses : 2 séries de 20 ramenés simultanés de chaque jambe. Décontractez-vous 6 à 8 secondes entre chaque série.

→ Pour les décontractées : 2 séries de 15 ramenés simultanés de chaque jambe. Décontractez-vous 10 à 12 secondes entre chaque série.

variantes

→ Faites 2 séries (de chaque jambe) de 15 ramenés simultanés buste-jambe en maintenant la position haute pendant 5 secondes.

→ Faites 2 séries (de chaque jambe) de 20 ramenés simultanés buste-jambe en écartant les bras en croix à chaque relevé.

les bienfaits de l'exercice

C'est le premier exercice d'abdominaux du programme. Il a pour but de remettre en action et en douceur simultanément les fibres musculaires du bas et du haut du muscle abdominal grand droit. C'est un exercice complet pour la restructuration ventrale et stomacale.

PETIT TEST/ RÉPONSE

Réponse au test : C
L'alcool apporte 7 calories/g. Mais les calories fournies par l'alcool ne sont pas comparables à celles apportées par les autres aliments. En effet, elles ne sont pas entièrement utilisées pour couvrir les dépenses basiques. Comme l'alcool s'oppose à l'assimilation du sucre, elles ne sont pas employées pour le travail musculaire. L'alcool dilate les vaisseaux superficiels (créant une brève impression de chaleur), puis provoque un refroidissement en profondeur. De plus, il n'est que très peu éliminé par la respiration (5 % environ). Il importe donc de ne pas abuser de l'alcool qui fait grossir indirectement car, ses calories étant utilisées en priorité, les glucides et les lipides ne sont pas dépensés et forment ainsi des réserves.

4 élévations latérales de la jambe

↘ Cibles : jambes, fessiers

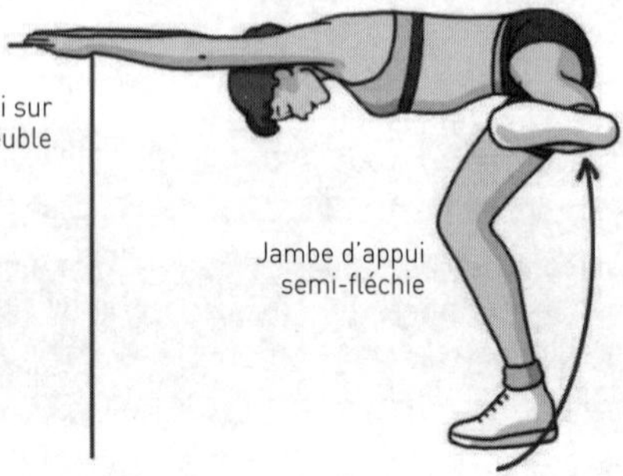
Bras tendus
et parallèles
Mains en appui sur
un meuble
Jambe d'action
tendue
Pied fléchi,
parallèle au sol
Jambe d'appui
semi-fléchie

description

→ Debout, penchez votre corps vers l'avant, en prenant appui sur un meuble (table, dessus de chaise, commode…) : élevez ainsi une jambe tendue sur le côté.

→ Travaillez à votre rythme pour la première série, puis lentement pour la seconde.

CONSEIL
Veillez à avoir le dos le plus plat possible et à ne pas élever la jambe vers l'arrière mais bien sur le côté.

respiration

Inspirez par le nez en descendant la jambe. Expirez par la bouche en la montant.

répétitions

- Pour les courageuses : 2 séries de 15 élévations de chaque jambe. Décontractez-vous 4 ou 5 secondes entre chaque série.
- Pour les décontractées : 2 séries de 10 élévations de chaque jambe. Décontractez-vous 7 ou 8 secondes entre chaque série.

variantes

- Faites 2 séries de 12 élévations latérales de chaque jambe en restant immobile pendant 5 secondes pendant la phase la plus haute.
- Faites 2 séries de 12 élévations latérales en faisant un petit rebond pendant la phase la plus haute.

les bienfaits de l'exercice

Cette technique de renforcement musculaire des jambes est peu utilisée dans les cours collectifs, mais est connue dans les séances préparatoires aux compétitions de course à pied ou de sauts de haie. Elle permet un étirement dorsal appréciable et développe l'aptitude à contrôler plusieurs groupes musculaires dans une position inhabituelle.

PETIT TEST

Combien de sortes de glycogène existe-t-il ?

A □ 2
B □ 1
C □ 3

Réponse au test : A
Il existe deux sortes de glycogène :
– Le glycogène hépatique qui circule dans le sang pour aller nourrir le cerveau. Le stockage de glycogène hépatique est de 200 g environ.
– Le glycogène musculaire. Il est le carburant des muscles. Lorsque l'on produit un effort soutenu pendant un laps de temps assez long, au bout d'une heure et demie, ce sont les lipides qui prennent le relais. Le glycogène musculaire correspond à une réserve d'environ 400 g.

5 étirements vers l'extérieur d'une jambe écartée

↘ **Stretching des jambes**

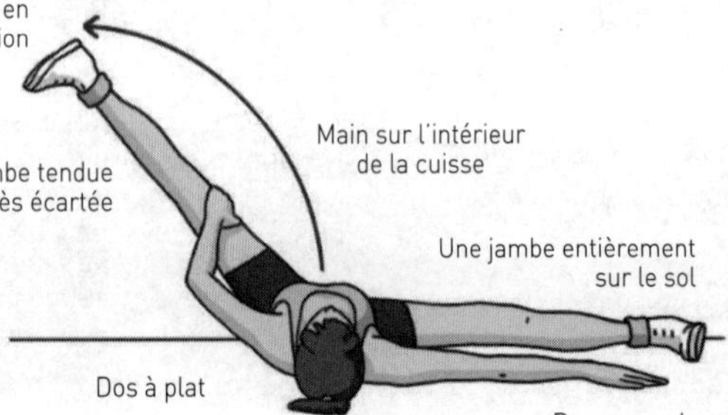

➔ description

Allongée sur le dos, jambes en appui contre un mur, reposez l'une des jambes entièrement sur le sol : écartez ainsi au maximum l'autre jambe avec la main posée à l'intérieur de la cuisse. Maintenez l'étirement maximal pendant 10 secondes.

➔ respiration

Inspirez par le nez et expirez par la bouche le plus lentement possible.

CONSEIL

Veillez à bien placer le bassin contre le mur. Il ne doit pas y avoir d'espace entre eux.

PETIT TEST/ QUESTION

Un effort en endurance est d'une durée de :

A ☐ 60 minutes à plusieurs heures
B ☐ 40 à 60 minutes
C ☐ 10 à 20 minutes

répétitions

Pour les courageuses et les décontractées : 6 postures alternées. Décontractez-vous 10 secondes entre les séries.

variantes

- Faites 6 postures alternées de 10 secondes chacune en tenant le pied de la jambe au sol avec la main correspondante (il est normal alors de pencher le corps sur le côté).
- Faites 6 postures alternées avec les pieds en extension.

les bienfaits de l'exercice

Cette posture de stretching bien connue des danseurs permet d'améliorer l'écart des muscles adducteurs assez rapidement en toute sécurité et avec progression. Une pratique régulière permet une aisance gestuelle des jambes appréciable. Si vous faites de la danse, c'est l'exercice qu'il vous faut pratiquer régulièrement.

PETIT TEST/ RÉPONSE

Réponse au test : A
C'est un effort qui varie de vingt minutes à plusieurs heures, d'une intensité moyenne, réalisé avec régularité. Le pouls ne doit jamais dépasser 120 pulsations par minute.
Dans ce type d'effort, l'organisme utilise les sucres et la graisse.
Ce sont les fibres rouges musculaires qui sont utilisées. Si ce type d'entraînement (par exemple en jogging) est mal mené, il peut donner lieu à des incidents cardio-pulmonaires, alors que sa bonne application est une manière efficace de maintenir longtemps son potentiel forme.
Quelques sports d'endurance : jogging, ski de fond, patinage, cyclotourisme, randonnée, natation, etc.

programme du samedi en 15 minutes

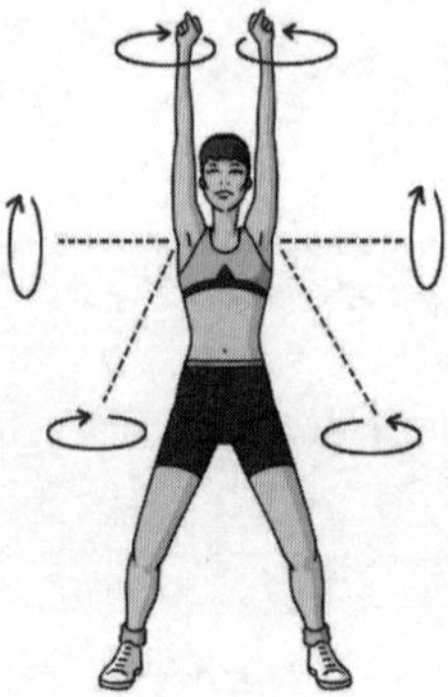

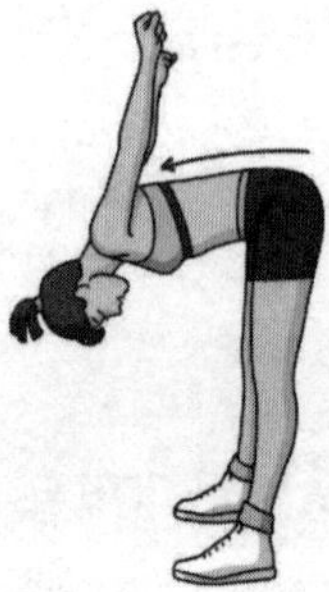

Exercice 1 : bras, épaules, dos

Petits cercles des bras en bas, sur les côtés, en haut

Pour les courageuses : 2 séries de 10 enchaînements dans un sens puis dans l'autre.

Pour les décontractées : 2 séries de 8 enchaînements dans un sens puis dans l'autre.

Pour tonifier

Exercice 2 : taille, haut du dos

Flexions avant du buste

Pour les courageuses : 3 séries de 12 répétitions.

Pour les décontractées : 3 séries de 8 répétitions.

Pour tonifier

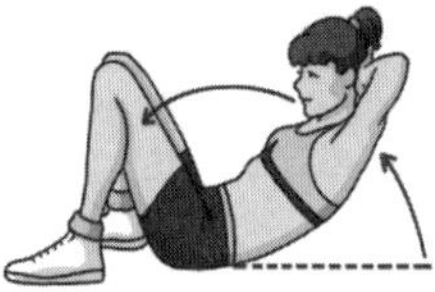

Exercice 3 : abdominaux latéraux

Relevés du buste à droite et à gauche

Pour les courageuses : 3 séries de 16 répétitions alternées.

Pour les décontractées : 3 séries de 10 répétitions alternées.

Pour tonifier

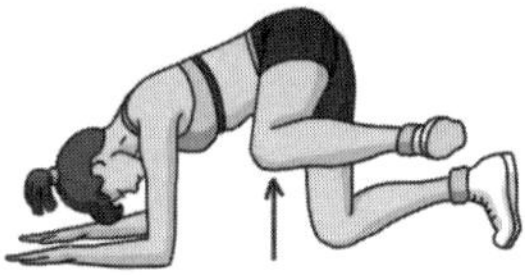

Exercice 4 : fessiers, jambes

Élévations latérales de la jambe fléchie

Pour les courageuses : 3 séries de 16 répétitions de chaque jambe.

Pour les décontractées : 3 séries de 10 répétitions de chaque jambe.

Pour tonifier

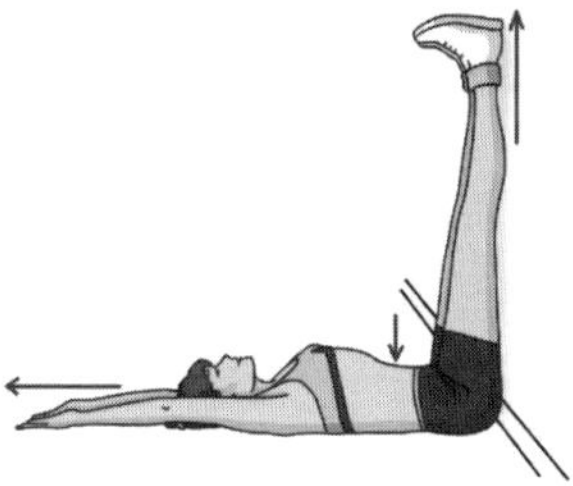

Exercice 5 : stretching dorsal

Étirements dorsaux

Pour les courageuses et les décontractées : 4 postures de 20 secondes chacune.

Pour assouplir

❶ petits cercles des bras en bas, sur les côtés, en haut

↘ **Cibles : bras, épaules, dos**

➔ description

→ Debout : réalisez simultanément de petits cercles des bras en bas, sur les côtés et en haut.

→ Travaillez à votre rythme.

↘ **Suggestion :** vous pouvez utiliser de petits poids (0,5 kg ou 1 kg) ou des livres lors de la seconde série.

➔ respiration

Inspirez par le nez et expirez par la bouche le plus régulièrement possible.

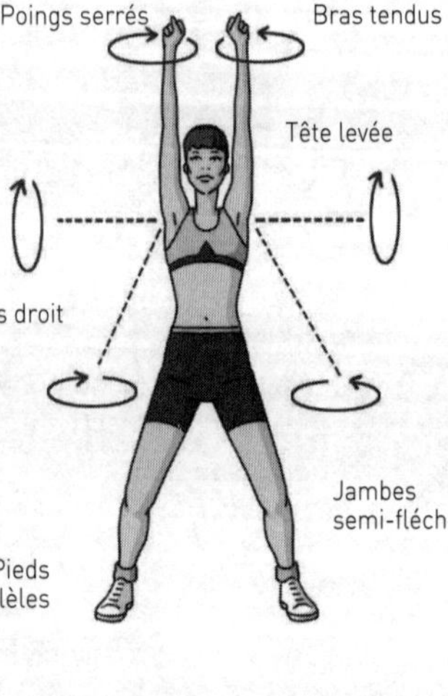

CONSEIL

Veillez à étirer au maximum vos épaules vers l'arrière.

PETIT TEST/ QUESTION

La plastie abdominale est :

A ☐ la pose d'une prothèse chirurgicale

B ☐ une intervention chirurgicale sur la peau

C ☐ une intervention chirurgicale sur les muscles abdominaux

répétitions

→ Pour les courageuses : 2 séries de 10 enchaînements (1 enchaînement = cercles vers le haut, sur les côtés, vers le bas) dans un sens, puis 2 séries de 10 enchaînements dans l'autre sens. Décontractez-vous 6 ou 8 secondes entre chaque série.

→ Pour les décontractées : 2 séries de 8 enchaînements dans un sens, puis 2 séries de 8 enchaînements dans l'autre sens. Décontractez-vous 8 ou 10 secondes entre chaque série.

variantes

→ Faites 2 séries de 10 enchaînements dans un sens, puis 2 séries de 10 enchaînements dans l'autre en alternant un petit cercle et un grand.

→ Faites 2 séries de 10 enchaînements dans un sens, puis 2 séries de 10 enchaînements dans l'autre en alternant un cercle rapide et un cercle très lent.

les bienfaits de l'exercice

Cet exercice permet un travail complet du dos. Il le muscle en finesse et assez rapidement. De plus, il permet d'améliorer la souplesse des épaules.

PETIT TEST/ RÉPONSE

Réponse au test : B
La plastie abdominale est une intervention chirurgicale qui a pour but de retendre la peau du ventre. Il s'agit en général d'enlever la peau excédentaire. La cicatrice, située au niveau du pubis, est très peu visible. Parfois, durant la première vingtaine de jours qui suivent l'intervention, on peut constater un écoulement de lymphe. Les résultats sont probants au bout de six mois. Il arrive toutefois qu'une seconde petite intervention soit nécessaire. Mais ce n'est pas toujours une solution pour un ventre plat, si la masse abdominale est relâchée.

2 flexions avant du buste

↘ **Cibles : taille, haut du dos**

description

→ Debout, les bras en croix : fléchissez le buste vers l'avant en tirant les bras vers l'arrière. Redressez complètement le buste après chaque flexion.

→ Travaillez à un rythme assez lent.

respiration

Inspirez par le nez en fléchissant le buste et expirez par la bouche en le redressant.

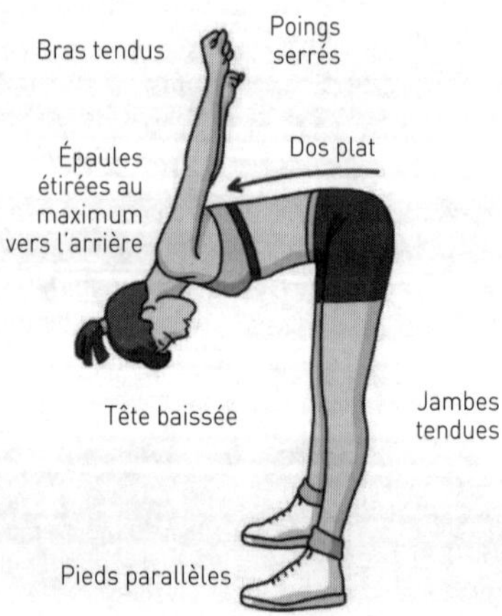

CONSEIL

Veillez à ne surtout pas laisser descendre vos bras en penchant le buste vers l'arrière : ils doivent être toujours au maximum vers l'arrière.

PETIT TEST/ QUESTION

Combien existe-t-il de façons de cuire les aliments ?

A ☐ 5
B ☐ 6
C ☐ 7

➔ répétitions

→Pour les courageuses : 3 séries de 12 flexions du buste. Décontractez-vous 4 ou 5 secondes entre chaque série.

→Pour les décontractées : 3 séries de 8 flexions du buste. Décontractez-vous 7 ou 8 secondes entre chaque série.

➔ variantes

→Faites 2 séries de 12 flexions alternées à gauche et à droite (n'oubliez pas de redresser complètement le buste à chaque fois).

→Faites 3 séries de 12 flexions avant du buste, bras en croix, en plaçant les bras à la verticale à chaque relevé de buste.

➔ les bienfaits de l'exercice

Cette technique renforce le bas du dos, prévient tous les traumatismes dus à l'atonie et est une excellente préparation à l'exercice pour les abdominaux qui suit. Elle vient en deuxième position dans le programme de cette séance car il est nécessaire d'avoir réalisé un exercice d'échauffement préalable. Si vous êtes entraînée, vous pouvez tenir des poids (ou des livres...) de 0,5 kg ou 1 kg dans chaque main.

PETIT TEST/ RÉPONSE

Réponse au test : B

• À l'étouffée : l'aliment est cuit lentement dans un peu d'eau dans un récipient fermé. Cette cuisson présente l'avantage de préserver une partie des nutriments.

• À l'autocuiseur : n'est pas très intéressante diététiquement car elle fait perdre une grande partie des vitamines en raison de la température très élevée.

• Braisé : l'aliment est cuit au four dans un récipient fermé avec peu de liquide.

• Au gril : l'enveloppe grillée de l'aliment permet de conserver l'apport nutritif.

• À la vapeur : elle est diététique et préserve la plupart des minéraux et des vitamines.

• En papillote : elle garde bien les qualités nutritionnelles des aliments.

3 relevés du buste à droite et à gauche

↘ Cibles : abdominaux latéraux

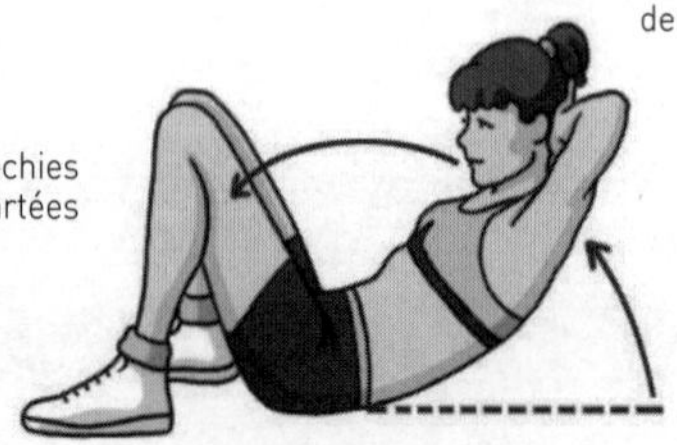
Doigts entrelacés
derrière la nuque
Coudes
étirés
vers
l'arrière
Jambes fléchies
et écartées
Talons près
du bassin
Lombaires en contact
avec le sol

description

→ Allongée sur le dos, jambes fléchies : faites des relevés de buste à droite et à gauche en alternance.

→ Travaillez à votre rythme, mais régulièrement.

CONSEIL

Veillez à regarder en permanence à la verticale, afin de toujours conserver une bonne position de la tête.

respiration

Inspirez par le nez en redescendant le buste. Expirez par le nez en le remontant.

répétitions

→ Pour les courageuses : 3 séries de 16 relevés alternés de buste. Décontractez-vous 4 ou 5 secondes entre chaque série.

→ Pour les décontractées : 3 séries de 10 relevés alternés de buste. Décontractez-vous 7 ou 8 secondes entre chaque série.

variantes

→ Faites 3 séries de 15 relevés de buste à droite et à gauche alternativement en marquant un temps d'arrêt de 4 secondes lors du positionnement le plus haut.

→ Faites 3 séries de 15 relevés de buste avec les jambes en élévation fléchies et les chevilles croisées.

les bienfaits de l'exercice

Cet exercice est un des plus faciles pour les abdominaux grand oblique et petit oblique. Il faut en effet préparer progressivement et en douceur ce groupe musculaire à des efforts plus intenses.

PETIT TEST

Quelle quantité de magnésium un adulte doit-il consommer quotidiennement ?

A ☐ 200 mg **B** ☐ 350 mg **C** ☐ 450 mg

Réponse au test : B
Un adulte a besoin de 350 mg de magnésium par jour. La ration quotidienne d'une femme enceinte est de 480 mg, d'une personne âgée 420 mg et d'un adolescent 330 mg. On trouve 230 mg de magnésium dans 220 g de chocolat, 130 mg dans 100 g de flocons d'avoine, 32 mg dans une banane, 12 mg dans 100 g de lait, 25 mg dans 100 g de brocolis, 30 mg dans 100 g de pain complet. Certaines eaux en contiennent aussi comme la Vittel Hépar (110 mg/l), la Badoit (85 mg/l), la Contrex (84 mg/l), la Quézac (95 mg/l), la San Pellegrino (55,9 mg/l).

---

4 élévations latérales de la jambe fléchie

↘ **Cibles : fessiers, jambes**

description

→ En position quadrupédique : faites de petites élévations latérales d'une jambe fléchie.

↘ **Suggestion :** il est possible de porter des lests (de 0,5 kg ou 1 kg) lors de la deuxième série.

→ Travaillez à votre rythme durant la première série, à un rythme rapide durant la deuxième et très lentement pendant la dernière.

respiration

Inspirez par le nez et expirez par la bouche le plus régulièrement possible.

CONSEIL

Veillez à avoir le dos bien plat et à élever la jambe sur le côté et non pas vers l'arrière.

PETIT TEST/ QUESTION

Le cardio-training concerne :

A ☐ les cours de style aérobic

B ☐ les entraînements de course à pied

C ☐ les appareils mettant en action l'appareil cardio-pulmonaire

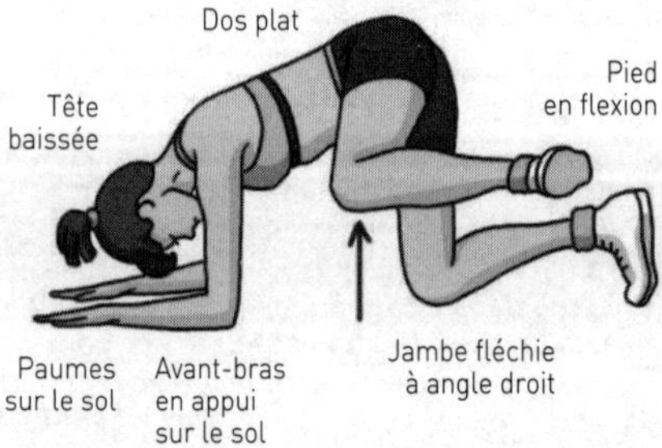
Dos plat
Tête baissée
Pied en flexion
Paumes sur le sol
Avant-bras en appui sur le sol
Jambe fléchie à angle droit

répétitions

- →Pour les courageuses : 3 séries de 16 petites élévations de chaque jambe. Décontractez-vous 4 ou 5 secondes entre chaque série.
- →Pour les décontractées : 3 séries de 10 petites élévations de chaque jambe. Décontractez-vous 7 ou 8 secondes entre chaque série.

variantes

- →Faites 3 séries de 16 élévations latérales de chaque jambe en alternant une petite et une grande.
- →Faites 3 séries de 12 élévations latérales de chaque jambe en marquant un temps d'arrêt de 5 secondes pendant la phase la plus haute du mouvement.

les bienfaits de l'exercice

Cet exercice est une des techniques de base pour faire travailler les muscles fessiers. Il est pratiqué dans le cours d'abdo-fessiers et durcit une grande partie de la région fessière. Il est complémentaire des autres techniques de ce guide pour les fessiers. Il raffermit également l'intérieur des cuisses.

PETIT TEST/ RÉPONSE

Réponse au test : C
Le cardio-training consiste à s'entraîner sur des appareils visant l'amélioration des fonctions cardio-vasculaires. Dans l'espace « cardio » des salles de remise en forme, on trouve la bicyclette, le tapis de course, le stepper, le rameur et ses dérivés, le vélo de biking, le vélo-rameur. Tous ces appareils sollicitent beaucoup le cœur et ne doivent pas être employés de façon irréfléchie. Le travail « cardio » développe principalement l'endurance tout en tonifiant la masse musculaire. Les appareils actuels sont sophistiqués et permettent un entraînement adapté. Le travail de cardio-training est fortement conseillé aux femmes à typologie cellulitique, car il affine la silhouette tout en la musclant.

5 étirements dorsaux

↘ **Stretching dorsal**

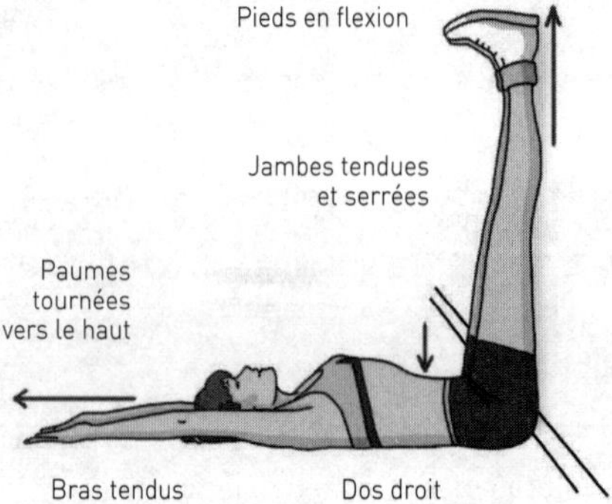

description

Allongée sur le dos : étirez les bras au maximum dans le prolongement du corps, les jambes vers le haut. Maintenez l'extension pendant 20 secondes.

CONSEIL

Veillez à bien plaquer les lombaires sur le sol pendant la durée de l'étirement.

respiration

Inspirez par le nez et expirez par la bouche le plus lentement possible.

PETIT TEST/ QUESTION

La dermographie est :

A ☐ un ustensile de chirurgie plastique

B ☐ un tatouage permanent ou une urticaire locale

C ☐ une nouvelle technique pour mincir

répétitions

Pour les courageuses et les décontractées : 4 étirements de 20 secondes chacune. Décontractez-vous 10 à 12 secondes entre les séries.

variantes

- Faites 4 étirements de 20 secondes en écartant les jambes.
- Faites 4 étirements de 20 secondes en entrelaçant les doigts et en dirigeant les paumes vers l'extérieur.

les bienfaits de l'exercice

Cette technique facile à réaliser est prisée des personnes ayant un dos fragile ou souffrant de lombalgie. Il vous est conseillé de la faire également sur votre lit (s'il n'est pas trop mou...) juste avant de vous endormir, afin de conserver toute la nuit le bénéfice de l'étirement.

PETIT TEST/ RÉPONSE

Réponse au test : B
La dermographie est un tatouage esthétique de longue durée. Elle est utilisée surtout pour dissimuler des cicatrices issues d'accidents, par exemple. En esthétique, la dermographie peut recréer une bouche ou des sourcils, cacher différents défauts ou effacer d'anciens tatouages. Les interventions ne sont effectuées que par des médecins. Les pigments utilisés ne durent pas plus de 3 ans. La plupart du temps, ce sont des pigments végétaux antiallergiques, mais certains médecins utilisent des pigments organiques définitifs, sans danger.
La dermographie est aussi l'apparition d'une urticaire locale après frottement ou griffure de la peau.

semaine 3

Ça y est ! Vous commencez à sentir votre corps plus délié et à vous sentir plus en forme ! Bien sûr on ne voit rien ! Mais vos muscles commencent à mieux répondre aux diverses sollicitations physiques.

programme du lundi en 15 minutes

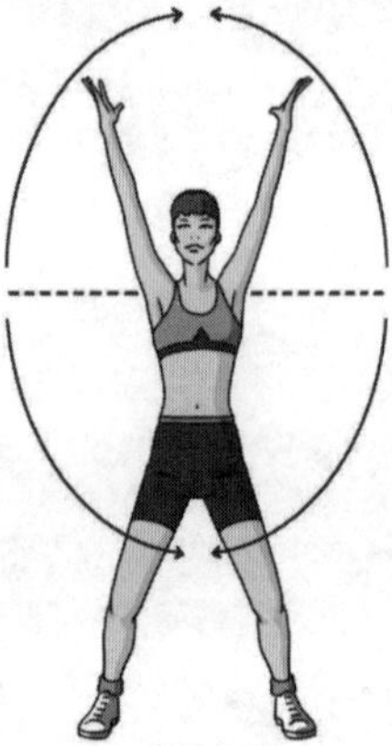

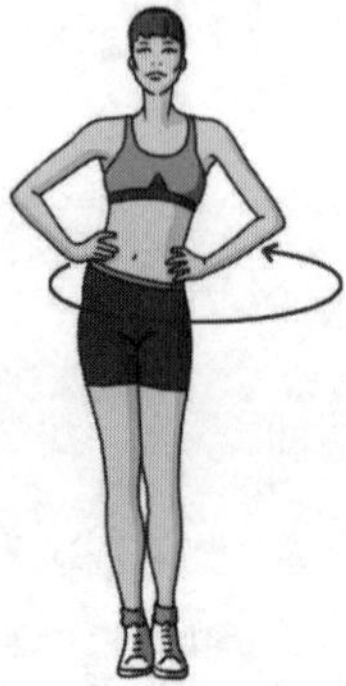

Exercice 1 : bras, épaules, dos

Élévations latérales des bras tendus

Pour les courageuses : 2 séries de 15 répétitions.

Pour les décontractées : 2 séries de 10 répétitions.

Pour tonifier

Exercice 2 : taille

Circumductions du bassin

Pour les courageuses : 2 séries de 12 répétitions dans un sens, puis 2 séries de 12 répétitions dans l'autre.

Pour les décontractées : 2 séries de 8 répétitions dans un sens, puis 2 séries de 8 répétitions dans l'autre.

Pour tonifier

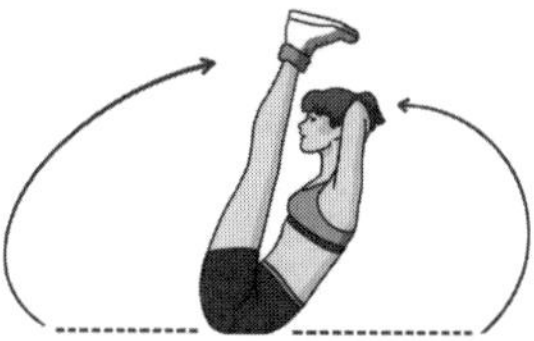

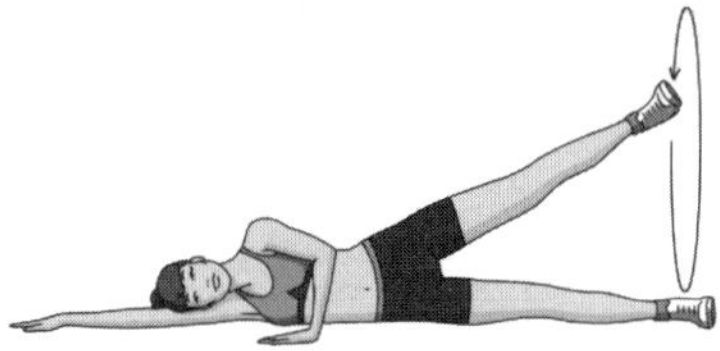

Exercice 3 : abdominaux

Ramenés simultanés des jambes et du buste

Pour les courageuses : 3 séries de 15 répétitions.

Pour les décontractées : 3 séries de 10 répétitions.

Pour tonifier

Exercice 4 : jambes, fessiers

Cercles de la jambe supérieure

Pour les courageuses : 2 séries de 20 répétitions dans un sens, puis 2 séries de 20 répétitions dans l'autre, de chaque jambe.

Pour les décontractées : 2 séries de 15 répétitions dans un sens, puis 2 séries de 15 répétitions dans l'autre, de chaque jambe.

Pour tonifier

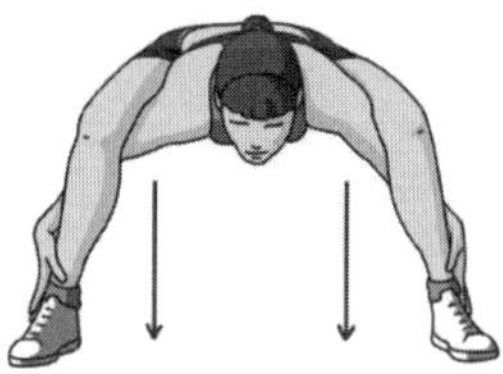

Exercice 5 : stretching dorsal

Flexions avant du buste

Pour les courageuses et les décontractées : 4 postures.

Pour assouplir

1 élévations latérales des bras tendus

↘ Cibles : bras, épaules, dos

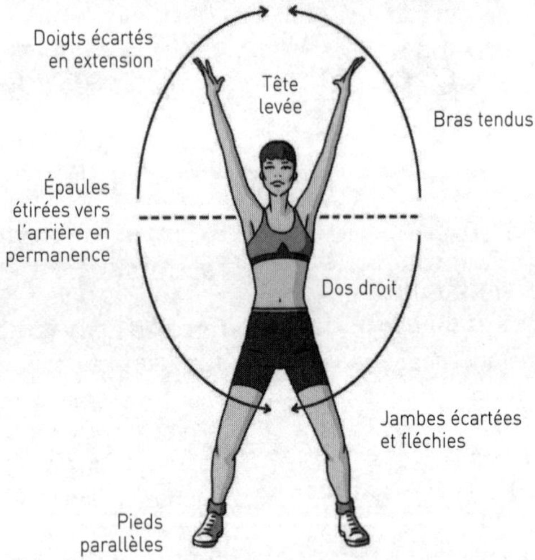

➔ description

→Debout : élevez vos bras sur le côté en essayant de les rapprocher le plus possible en haut et en bas, sans les fléchir.

→Travaillez assez lentement.

CONSEIL

Veillez à garder les bras en hyperextension d'un bout à l'autre du mouvement.

➔ respiration

Inspirez par le nez en descendant les bras. Expirez par la bouche en les montant.

➔ répétitions

- ➔ Pour les courageuses : 2 séries de 15 élévations de bras. Décontractez-vous 4 ou 5 secondes entre chaque série.
- ➔ Pour les décontractées : 2 séries de 10 élévations de bras. Décontractez-vous 7 ou 8 secondes entre chaque série.

➔ variantes

- ➔ Faites 3 séries de 15 élévations des bras, en penchant le buste vers l'avant en les redescendant. Relevez-le en remontant les bras.
- ➔ Faites 3 séries de 15 élévations, en penchant le corps à gauche, puis à droite, à chaque élévation de bras.

➔ les bienfaits de l'exercice

Cette technique est recommandée aux personnes sédentaires car elle muscle l'ensemble du dos et des épaules assez rapidement. En effet, l'élévation des bras met en action les muscles de bas en haut. Cette technique est un peu plus difficile à réaliser que les précédentes, mais c'est à ce prix qu'est la progression, donc l'obtention du résultat.

PETIT TEST

Qu'est-ce que la myélose ?

A ☐ une maladie contagieuse

B ☐ une altération de la moelle épinière

C ☐ une infection osseuse et musculaire

Réponse au test : B

La myélose est une altération diffuse de la moelle osseuse causée par des infections ou par des intoxications. Les personnes irradiées, par exemple, souffrent de cette maladie, mais certains produits, tels le benzol (fraction de la distillation des goudrons de houille, constituée par un mélange de benzène et de toluène), peuvent la provoquer.

2 circumductions du bassin

↘ **Cible : taille**

➔ description

→ Debout : réalisez de grandes rotations des hanches en conservant les épaules immobiles.

→ Travaillez lentement.

↘ **Suggestion :** il est indispensable, surtout si l'on n'a pas l'habitude de cet exercice, de le réaliser devant une glace.

CONSEIL

Veillez à faire des circumductions de même amplitude.

PETIT TEST/ QUESTION

Après une épreuve sportive, les spécialistes conseillent :

A ☐ de jeûner pendant 4 ou 5 heures

B ☐ de choisir une alimentation à base de légumes et de fruits

C ☐ de faire un repas assez copieux

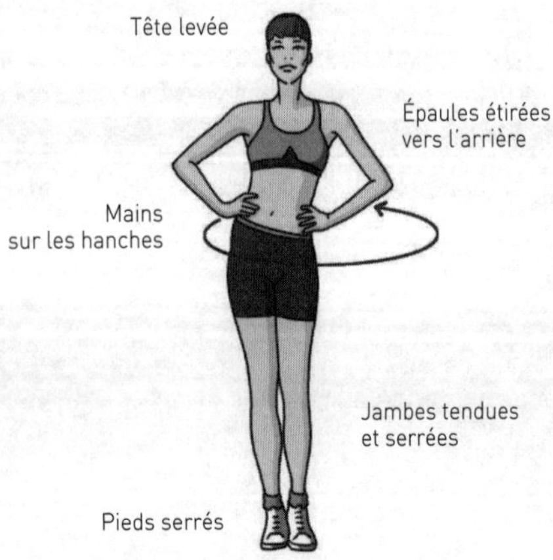

respiration

Inspirez par le nez et expirez par la bouche à votre convenance.

répétitions

- Pour les courageuses : 2 séries de 12 circumductions dans un sens, puis 2 séries de 12 circumductions dans l'autre. Décontractez-vous 4 ou 5 secondes entre les séries.
- Pour les décontractées : 2 séries de 8 circumductions dans un sens, puis 2 séries de 8 circumductions dans l'autre. Décontractez-vous 7 ou 8 secondes entre les séries.

variantes

- Faites 2 séries de 12 circumductions dans un sens, puis 2 séries de 12 circumductions dans l'autre, avec les bras en croix.
- Faites 4 séries de 12 circumductions en alternant un sens et l'autre.

les bienfaits de l'exercice

Les judokas le jugent cet exercice très efficace pour assouplir et échauffer la taille. Il est intéressant car il permet de mettre en action les fibres musculaires de la taille d'une manière inhabituelle.

PETIT TEST/ RÉPONSE

Réponse au test : B
Les spécialistes conseillent de se nourrir légèrement, lors des deux repas suivant la compétition. Cette pratique permet de lutter contre l'acidose et de faciliter l'élimination des toxines. Le surlendemain de l'épreuve, il est recommandé d'inclure dans les repas une assez forte proportion de protides. On ne reprend la ration normale d'entraînement que le troisième jour, afin de reconstituer les réserves. Cela étant, il arrive que l'on ait envie d'un bon repas quelques heures après la fin de l'action sportive, alors pourquoi s'en priver ?

3 ramenés simultanés des jambes et du buste

↘ **Cibles : abdominaux**

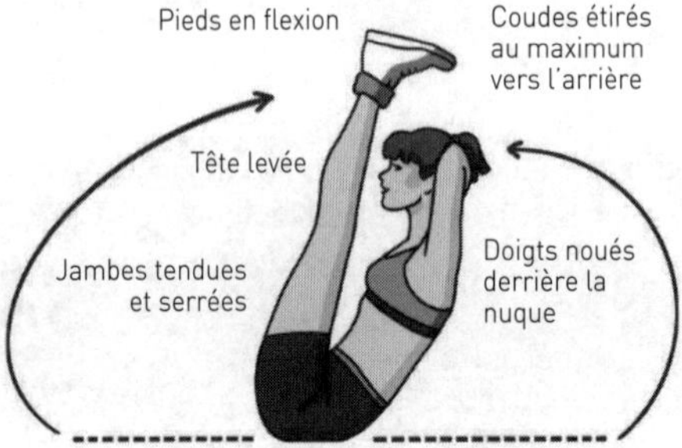

description

→Allongée sur le dos, les jambes à la verticale : ramenez simultanément les jambes et le buste l'un vers l'autre (essayez de ne pas reposer la tête sur le sol à chaque fois).

→Travaillez à votre rythme.

↘ **Suggestion :** ne laissez pas vos jambes descendre vers l'arrière ; ramenez-les bien à la verticale. Si vous n'avez pas l'habitude de vous entraîner, commencez l'exercice avec peu d'amplitude et augmentez-la au fur et à mesure.

CONSEIL

Veillez à regarder le plus possible à la perpendiculaire et non vos pieds afin d'éviter toute cassure de la nuque.

➔ respiration

Inspirez par le nez en ramenant le buste et les jambes à leur position initiale. Expirez par la bouche en rapprochant le buste et les jambes.

➔ répétitions

→ Pour les courageuses : 3 séries de 15 ramenés bras-jambes. Décontractez-vous 4 ou 5 secondes entre les séries.

→ Pour les décontractées : 3 séries de 10 ramenés bras-jambes. Décontractez-vous 7 ou 8 secondes entre les séries.

➔ variantes

→ Faites 3 séries de 16 ramenés buste-jambes légèrement à gauche et à droite en alternance.

→ Faites 3 séries de 15 ramenés buste-jambes avec les jambes écartées d'environ 40 cm.

➔ les bienfaits de l'exercice

Cet exercice destiné à renforcer les muscles abdominaux est complet car il fait aussi bien travailler le bas que le milieu ou le haut du muscle grand droit. De plus, il requiert peu de place.

PETIT TEST

Qu'est-ce qu'une myosite ?

A ☐ une distension des fibres musculaires

B ☐ une maladie dégénérative du tissu musculaire

C ☐ une inflammation du tissu musculaire

Réponse au test : C
Une myosite est une atteinte inflammatoire du tissu musculaire souvent due à un surentraînement ou à une pratique sportive mal menée. C'est une inflammation courante chez les coureurs.

4 cercles de la jambe supérieure

↘ **Cibles : jambes, fessiers**

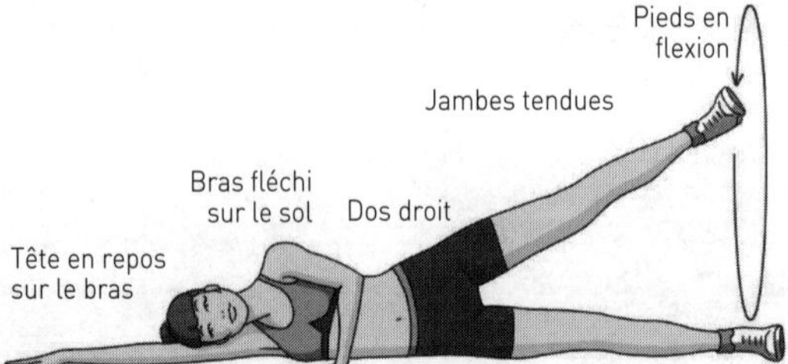

description

→ Allongée sur le côté : faites de petits cercles de la jambe supérieure le plus haut possible.

→ Travaillez à un rythme lent.

CONSEIL

Veillez à garder les jambes en extension maximale durant toute la réalisation de l'exercice.

respiration

Inspirez par le nez et expirez par la bouche le plus lentement possible.

PETIT TEST/ QUESTION

Quelle quantité d'eau renferme le corps d'un nourrisson à sa naissance ?

A ☐ 80 %
B ☐ 70 %
C ☐ 90 %

répétitions

→ Pour les courageuses : 2 séries de 20 cercles de chaque jambe dans un sens, puis 2 séries de 20 cercles dans l'autre sens. Décontractez-vous 8 ou 10 secondes entre les séries.

→ Pour les décontractées : 2 séries de 15 cercles de chaque jambe dans un sens, puis 2 séries de 15 cercles dans l'autre sens. Décontractez-vous une vingtaine de secondes entre les séries.

variantes

→ Faites 2 séries de 20 cercles de chaque jambe en alternant un cercle dans un sens et un cercle dans l'autre.

→ Faites 2 séries de 10 cercles de chaque jambe en essayant de maintenir décalée en permanence la jambe inférieure.

les bienfaits de l'exercice

Cet exercice est complémentaire du précédent et n'exerce pas exactement les mêmes fibres. Surtout, il ne sollicite pas les muscles fessiers de la même façon.

PETIT TEST/ RÉPONSE

Réponse au test : C
Le corps d'un nourrisson renferme 90 % d'eau, alors qu'à 70 ans l'organisme n'en contient que 70 %. L'assèchement progressif de la peau est dû à une plus grande évaporation de l'eau en raison de la diminution de la pellicule protectrice constituée par les glandes sébacées et sudorales. Le nombre de ces glandes diminuant, cette couche qui perd de son efficacité ne va plus retenir l'humidité. De même qu'au fil des ans les cellules formant le sébum cutané perdent leur aptitude à se régénérer, la qualité de la cohésion cellulaire diminue, les fils d'élastine et de collagène se dégradent, entraînant un vieillissement cutané. Ainsi, la peau devient moins élastique, paraît plus mince et se ride.

5 flexions avant du buste

↘ Stretching dorsal

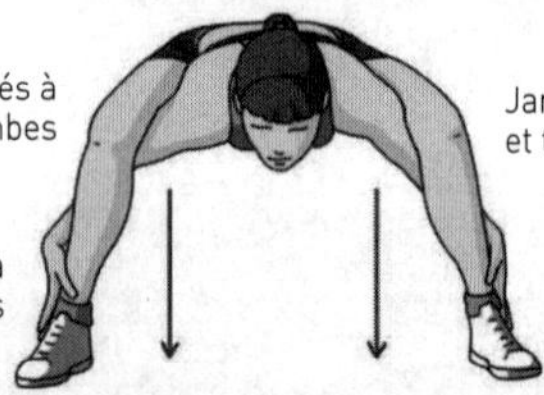

description

Accroupie, le buste fléchi vers l'avant : essayez de mettre les avant-bras sur le sol en descendant le plus possible le tronc. Maintenez la flexion maximale durant 15 secondes.

respiration

Inspirez par le nez et expirez par la bouche le plus lentement possible.

répétitions

Pour les courageuses et les décontractées : 4 postures. Décontractez-vous 4 ou 5 secondes entre chaque posture.

CONSEIL

Veillez à conserver le plus possible le dos plat.

PETIT TEST/ QUESTION

La goutte est une maladie due à :

A ☐ une affection rénale

B ☐ une affection articulaire

C ☐ une déformation articulaire

variantes

→ Faites 4 postures avec les pieds en ouverture.

→ Faites 4 postures avec les jambes tendues et les bras entourant les cuisses ou les mollets et non plus les chevilles.

les bienfaits de l'exercice

Cette posture en position basse permet d'améliorer la souplesse de flexion dorsale, ainsi que celle des muscles adducteurs d'une façon originale. Elle est bénéfique car elle prépare bien le corps aux diverses flexions des jambes et enlève les appréhensions qu'ont beaucoup de personnes à se baisser.

PETIT TEST/RÉPONSE

Réponse au test : A

La goutte est une maladie métabolique due à l'excès d'acide urique dans l'organisme donnant des atteintes articulaires (inflammation aiguë du gros orteil, par exemple), sous-cutanées (tophus), rénales (calculs). Elle est souvent causée par une alimentation trop riche en purines (viande, alcool, vin de Bourgogne, etc.).

Un taux normal d'acide urique est d'environ 0,60 mg/l, mais si l'alimentation est trop riche, le rein (qui en élimine 600 mg/jour) ne peut plus y faire face. L'excès d'acide urique se dépose dans les articulations (sous forme d'urate de sodium). La goutte peut cependant toucher des sujets présentant une défaillance de fabrication de l'acide urique.

programme du mardi en 15 minutes

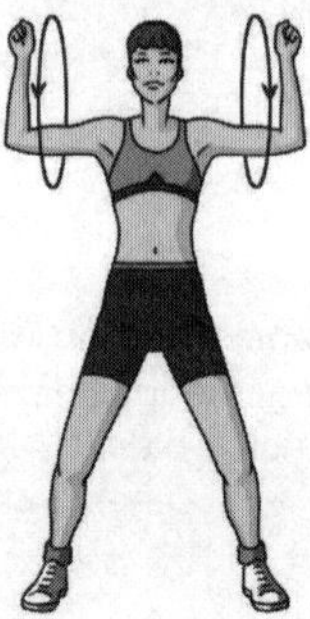

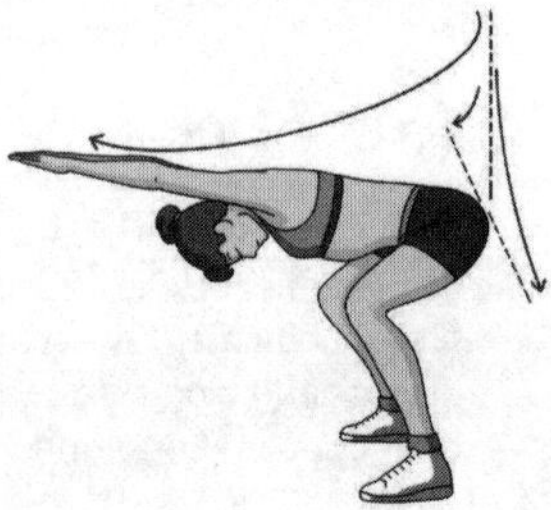

Exercice 1 : épaules, haut du dos, pectoraux

Cercles des bras fléchis

Pour les courageuses : 2 séries de 20 répétitions dans un sens, puis 2 séries de 20 répétitions dans l'autre.

Pour les décontractées : 2 séries de 15 répétitions dans un sens, puis 2 séries de 15 répétitions dans l'autre.

Pour tonifier

Exercice 2 : taille, bas du dos

Passages du buste à droite, au centre, à gauche

Pour les courageuses : 1 série de 10 enchaînements en commençant à droite, puis en commençant à gauche.

Pour les décontractées : 1 série de 6 enchaînements en commençant à droite, puis en commençant à gauche.

Pour tonifier

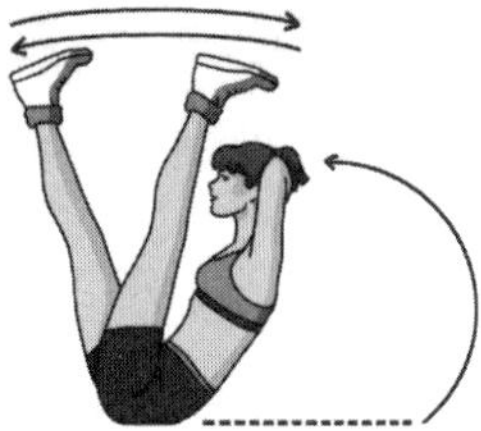

Exercice 3 : abdominaux, intérieur des cuisses

Écarts des jambes

Pour les courageuses : 2 séries de 20 répétitions.

Pour les décontractées : 2 séries de 15 répétitions.

Pour tonifier

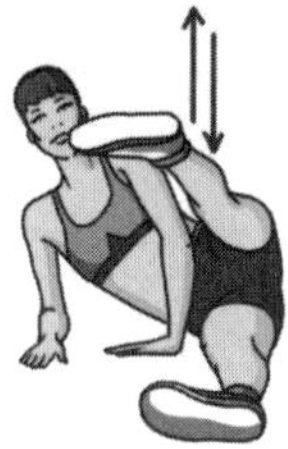

Exercice 4 : fessiers

Élévations de la jambe supérieure

Pour les courageuses : 2 séries de 20 répétitions de chaque jambe.

Pour les décontractées : 2 séries de 15 répétitions de chaque jambe.

Pour tonifier

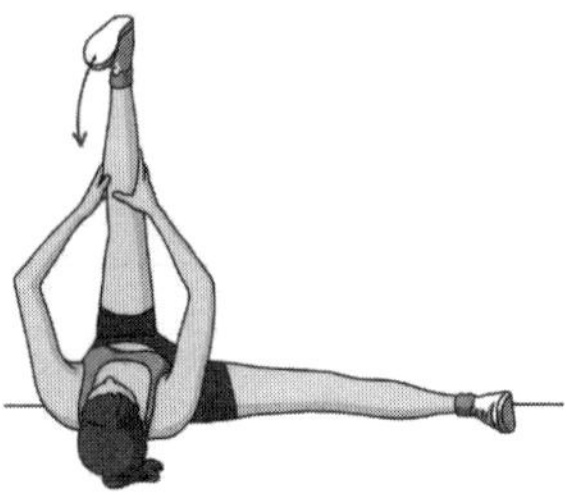

Exercice 5 : stretching des jambes

Ramenés d'une jambe vers le visage

Pour les courageuses et les décontractées,

6 postures alternées.

Pour assouplir

1 cercles des bras fléchis

↘ **Cibles : épaules, haut du dos, pectoraux**

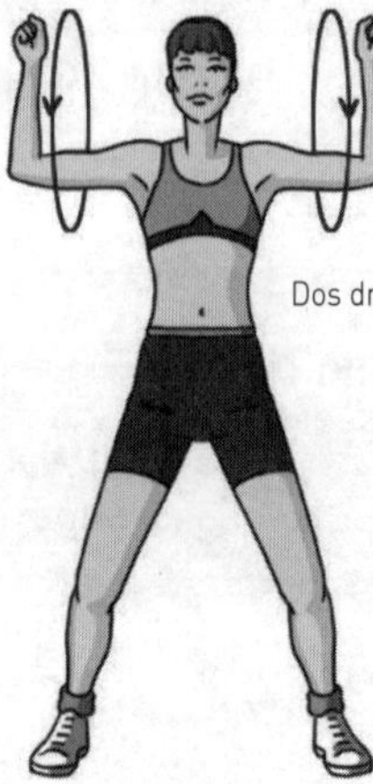

description

→ Debout, bras en croix, avant-bras à angle droit : réalisez des cercles de bras de moyenne amplitude.

→ Travaillez à votre rythme.

↘ **Suggestion :** vous pouvez tenir de petits poids (0,5 kg ou 1 kg) ou des livres dans chaque main lors de la 2e série.

CONSEIL

Veillez à conserver constant l'angle entre les bras et les avant-bras et à étirer les épaules à l'arrière.

PETIT TEST/ QUESTION

Qu'est-ce qu'une cystite ?

A ☐ une inflammation de la vessie

B ☐ une infection urinaire

C ☐ une infection de l'urètre

respiration

Inspirez par le nez et expirez par la bouche avec régularité.

répétitions

→Pour les courageuses: 2 séries de 20 cercles dans un sens, puis 2 séries de 20 cercles dans l'autre. Décontractez-vous 4 ou 5 secondes entre chaque série.

→Pour les décontractées: 2 séries de 15 cercles dans un sens, puis 2 séries de 15 cercles dans l'autre. Décontractez-vous 7 ou 8 secondes entre les séries.

variantes

→Faites 3 séries de 20 cercles en alternant un cercle dans un sens et un cercle dans l'autre.

→Faites 3 séries de 20 cercles en alternant un grand cercle et un petit.

les bienfaits de l'exercice

Cette technique renforce les épaules, le haut du dos et les pectoraux. Elle assouplit également les articulations des épaules.

PETIT TEST/ RÉPONSE

Réponse au test : A
Une cystite est une inflammation de la vessie. Il y a des cystites sans infections urinaires et des infections urinaires sans cystite. Cela se traduit par des besoins fréquents d'uriner, accompagnés de brûlures, de sensations d'inconfort, parfois douloureuses, du ventre et même par la présence de sang dans les urines. Une cystite peut être provoquée par une mauvaise hygiène, des rapports sexuels trop rapprochés, des examens génitaux réalisés avec des outils non stérilisés. Toutefois, une grande fatigue et certains traitements peuvent également engendrer cette affection. On conseille dès les premiers symptômes de boire beaucoup et de consulter un médecin.

❷ passages du buste à droite, au centre, à gauche

↘ Cibles : taille, bas du dos

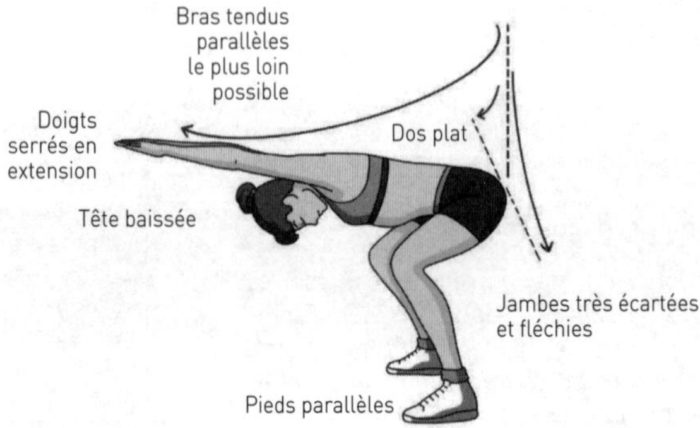

➔ description

→ Debout : réalisez des flexions du buste à droite, au centre, à gauche, en redressant le buste à la verticale à chaque fois et en étirant au maximum le corps pendant 2 secondes au cours de la flexion.

→ Travaillez à votre rythme.

➔ respiration

Inspirez par le nez pendant la flexion du buste. Expirez par la bouche pendant la remontée du buste.

CONSEIL

Veillez à ne pas arrondir le dos en redressant le buste.

PETIT TEST/ QUESTION

Combien de sortes de pilules contraceptives existe-t-il sur le marché ?

A ☐ 4
B ☐ 3
C ☐ 6

répétitions

→Pour les courageuses : 1 série de 10 enchaînements en commençant à droite (1 enchaînement = 1 flexion latérale + 1 flexion au centre + 1 flexion latérale), puis 1 série de 10 enchaînements en commençant à gauche. Décontractez-vous 4 ou 5 secondes entre les séries.

→Pour les décontractées : 1 série de 6 enchaînements en commençant à droite, puis 1 série de 6 enchaînements en commençant à gauche. Décontractez-vous 7 ou 8 secondes entre les séries.

variantes

→Faites 1 série de 10 enchaînements, avec les pieds en ouverture, en commençant à droite, puis à gauche.

→Faites 1 série de 10 enchaînements avec les jambes tendues en commençant à droite, puis à gauche.

les bienfaits de l'exercice

Il tonifie rapidement la taille et le dos et permet d'apprendre à bien se positionner « dos plat ». C'est une technique que les adeptes de la musculation réalisent avec des poids (mais il faut avoir l'habitude et ne faire aucune erreur de placement dorsal).

PETIT TEST/ RÉPONSE

Réponse au test : B
Il existe trois sortes de pilules contraceptives :
1. La pilule combinée qui bloque l'ovulation.
2. La micropilule progestative agit sur la glaire cervicale en l'asséchant et sur la muqueuse utérine qu'elle rend moins épaisse. Elle n'interdit pas l'ovulation et n'empêche pas un risque de grossesse de 1 à 3 %. Il arrive aussi qu'une grossesse extra-utérine se développe.
3. La pilule séquentielle : son action ne concerne que l'ovulation qu'elle empêche. En effet, l'ovulation s'effectue normalement et la muqueuse utérine conserve ses capacités et caractéristiques.

3 écarts des jambes

↘ **Cibles : abdominaux, intérieur des cuisses**

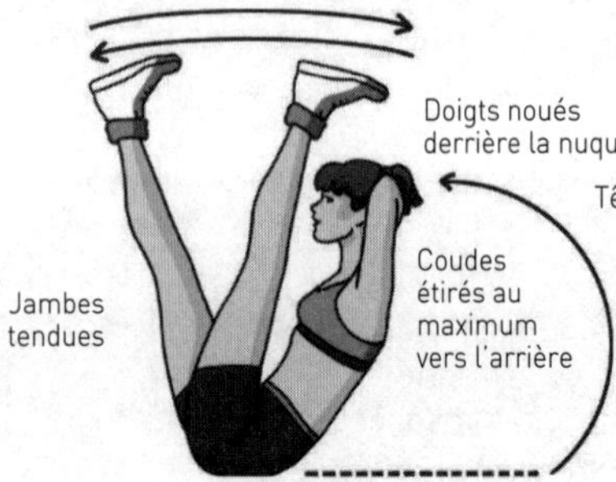

description

→ Allongée sur le dos, jambes élevées à la verticale, buste relevé : rapprochez et écartez les jambes en conservant le buste redressé.

→ Travaillez à votre rythme.

↘ **Suggestion :** il est possible, afin de renforcer la tonicité musculaire, de porter des lests de 0,5 kg ou 1 kg aux chevilles lors de la 2e série.

CONSEIL

Veillez à ne jamais redescendre les jambes sur le sol. Il est préférable qu'elles restent perpendiculaires au sol afin d'éviter tout risque de cambrure lombaire.

respiration

Inspirez par le nez en écartant les jambes. Expirez par la bouche en les rapprochant.

➔ répétitions

→ Pour les courageuses : 2 séries de 20 écartés de jambes. Décontractez-vous 4 ou 5 secondes entre les séries.

→ Pour les décontractées : 2 séries de 15 écartés de jambes. Décontractez-vous 7 ou 8 secondes entre les séries.

➔ variantes

→ Faites 1 série de 20 écartés d'une jambe, puis 1 série de 20 écartés de l'autre jambe.

→ Faites 2 séries de 20 écartés en alternant un grand écart des jambes et un petit.

➔ les bienfaits de l'exercice

Cet exercice présente l'avantage de faire travailler à la fois les abdominaux de face et les muscles adducteurs intérieurs des cuisses.

PETIT TEST

Quelle est la distance d'un semi-marathon ?
A ☐ 20,5 km **B** ☐ 22,4 km **C** ☐ 21,1 km

Réponse au test : C
La distance d'un semi-marathon est de 21,1 km. Une course de ce type sur terrain plat nécessite, pour une personne d'environ 35 ans, deux entraînements d'une heure par semaine pour réaliser un temps moyen et quatre entraînements par semaine pour un très bon temps. Ce ne sont, bien sûr, que des indications d'ordre général, car s'il s'agit d'une course avec beaucoup de côtes, donc plus d'efforts sont nécessaires qu'en cas de parcours plat. De nombreuses femmes craignent de se lancer, alors que la plupart sont capables de courir pendant un temps assez long : il suffit d'avoir la bonne méthode d'entraînement qui permet de ne pas s'asphyxier !

❹ élévations de la jambe supérieure

↘ Cibles : fessiers

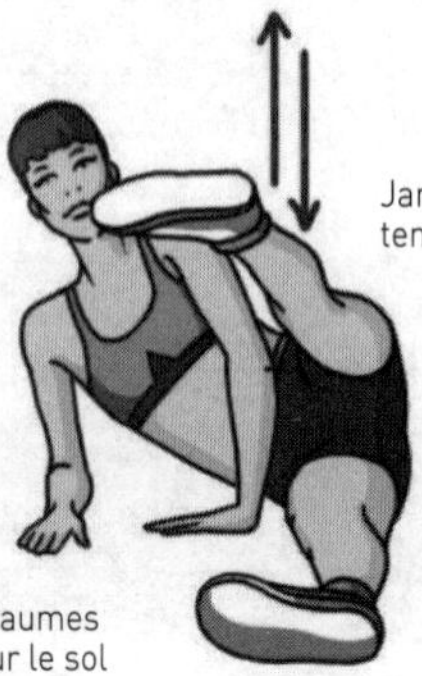

➔ description

→ Allongée sur le côté, en appui sur un avant-bras (ou la tête entièrement en repos sur le bras placé dans le prolongement du corps), placez les jambes à angle droit, élevez la jambe supérieure à 45° : procédez à cette hauteur à de petits battements.

→ Travaillez régulièrement et à votre rythme.

CONSEIL

Veillez à avoir en permanence le pied de la jambe gauche en flexion avec les orteils dirigés vers le sol.

PETIT TEST/ QUESTION

Le sommeil paradoxal correspond au sommeil :

A ☐ lent
B ☐ rapide
C ☐ sans rêve

respiration

Inspirez par le nez et expirez par la bouche avec régularité.

répétitions

- Pour les courageuses : 2 séries de 20 battements de chaque jambe. Décontractez-vous 4 ou 5 secondes entre les séries.
- Pour les décontractées : 2 séries de 15 battements de chaque jambe. Décontractez-vous 7 ou 8 secondes entre les séries.

variantes

- Faites 2 séries de 20 battements avec la jambe au sol fléchie à 90°.
- Faites 2 séries de 15 battements avec la jambe « au sol » décollée de 10 cm du sol.

les bienfaits de l'exercice

Cette technique est l'une des techniques de base pour muscler les fessiers tout en assurant un maximum de confort pour le dos. Elle durcit rapidement les muscles fessiers.

PETIT TEST/ RÉPONSE

Réponse au test : B
Le sommeil paradoxal, ou sommeil rapide, correspond à une activité cérébrale intense pendant laquelle s'effectuent les rêves. On le nomme également REM (Rapide Eye Movement), car durant cette phase les yeux bougent beaucoup sous les paupières. Quant au corps, il est complètement immobile. On peut également constater une modification de la fréquence cardiaque et du rythme respiratoire (due aux émotions créées par les rêves). Cette phase de sommeil est indispensable à l'équilibre psychologique, ainsi qu'aux facultés intellectuelles. Selon les spécialistes, le cerveau profite de cette phase pour trier les informations qu'il a reçues durant la journée.

5 ramenés d'une jambe vers le visage

↘ **Stretching des jambes**

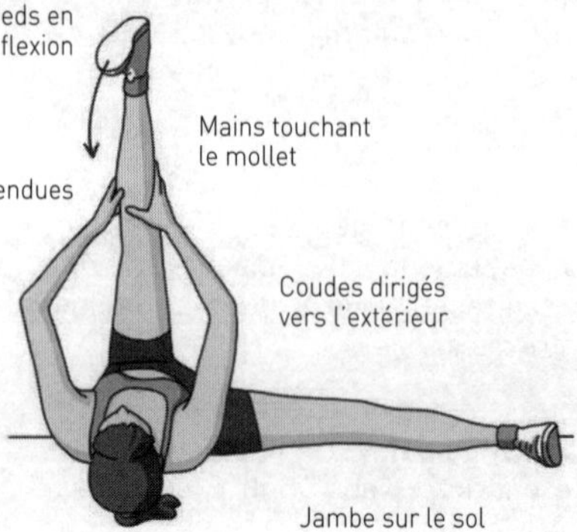

description

Allongée sur le dos : ramenez une jambe vers le visage. Maintenez la position maximale pendant 20 secondes.

CONSEIL

Veillez à garder immobile la jambe en repos sur le sol, durant toute la phase d'étirement de l'autre jambe.

respiration

Inspirez par le nez et expirez par la bouche le plus lentement possible.

répétitions

Pour les courageuses et les décontractées : 6 postures alternées.

variantes

→ Faites 4 postures alternées de 15 secondes chacune en ramenant la jambe vers l'épaule opposée au lieu de la maintenir dans l'axe.

→ Faites 4 postures alternées de 20 secondes chacune en ramenant la jambe vers l'extérieur de l'épaule correspondante.

les bienfaits de l'exercice

Cette technique permet d'acquérir une souplesse de la jambe d'une façon originale et de pouvoir aisément corriger les placements du corps en raison de son positionnement par rapport au mur. Elle permet une amélioration des écarts antéro-postérieur et facial, en étirant ainsi les muscles derrière les cuisses (les ischio-jambiers) et ceux de l'intérieur des cuisses (les muscles adducteurs).

PETIT TEST

Qu'est-ce que l'ostéodensitométrie ?
A ☐ un examen mesurant la masse osseuse
B ☐ un traitement de certaines maladies osseuses
C ☐ une méthode d'intervention sur les os

Réponse au test : A
L'ostéodensitométrie, appelée également densitométrie, est un examen portant sur la densité du squelette. Cette technique permet d'obtenir des renseignements précieux sur la perte osseuse et de pratiquer les thérapies adaptées. On suppose que la prise d'œstrogènes accélérerait la production de calcitonine (hormone stoppant la destruction des os). Pour l'instant, beaucoup de médecins encouragent le traitement hormonal substitutif pour lutter contre l'ostéoporose.

programme du mercredi en 15 minutes

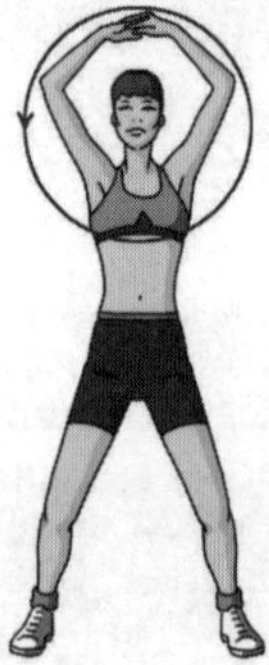

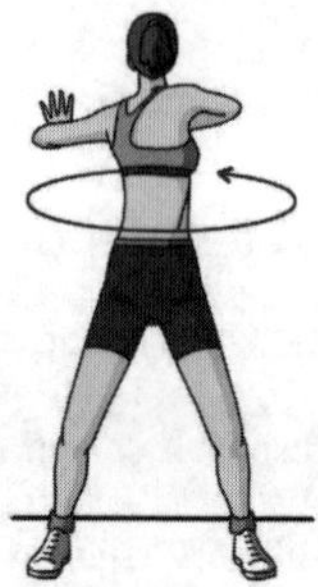

Exercice 1 : bras, épaules, dos

Cercles des bras

Pour les courageuses : 2 séries de 20 répétitions dans un sens, puis 2 séries de 20 répétitions dans l'autre.

Pour les décontractées : 2 séries de 15 répétitions dans un sens, puis 2 séries de 15 répétitions dans l'autre.

Pour tonifier

Exercice 2 : taille, haut du dos, bras

Rotations du buste

Pour les courageuses : 2 séries de 20 répétitions.

Pour les décontractées : 2 séries de 16 répétitions.

Pour tonifier

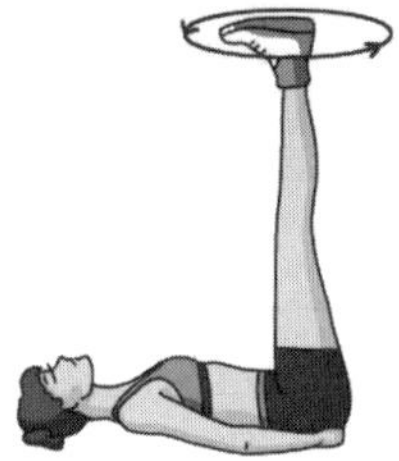

Exercice 3 : ventre

Petits cercles des jambes

Pour les courageuses : 2 séries de 20 répétitions dans un sens, puis 2 séries de 20 répétitions dans l'autre.

Pour les décontractées : 2 séries de 15 répétitions dans un sens, puis 2 séries de 20 répétitions dans l'autre.

Pour tonifier

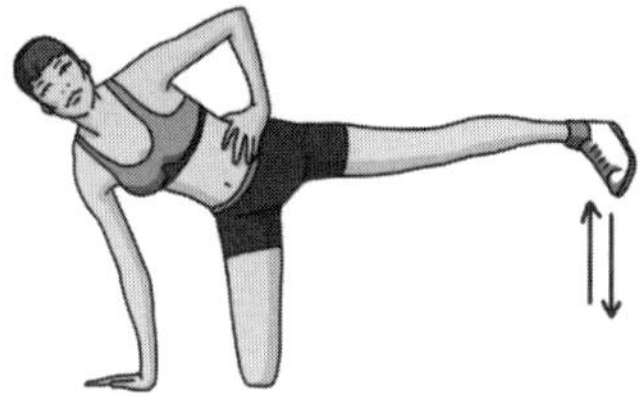

Exercice 4 : jambes, fessiers

Élévations latérales d'une jambe

Pour les courageuses : 2 séries de 20 répétitions de chaque jambe.

Pour les décontractées : 2 séries de 15 répétitions de chaque jambe.

Pour tonifier

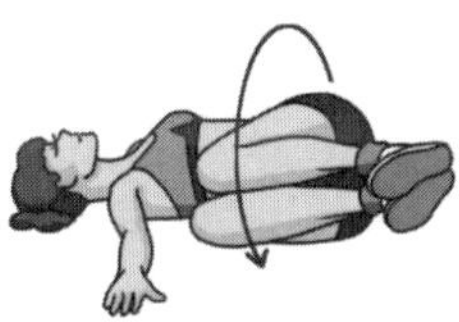

Exercice 5 : stretching dorsal et de la taille

Étirements latéraux du dos

Pour les courageuses et les décontractées : 4 postures alternées.

Pour assouplir

❶ cercles des bras

↘ **Cibles : bras, épaules, dos**

➔ description

→ Debout ou assise : réalisez des rotations des bras, en conservant le dos et la tête immobiles.

→ Travaillez à votre rythme lors de la première série et à un rythme dynamique lors de la seconde.

➔ respiration

Inspirez par le nez et expirez par la bouche le plus lentement possible.

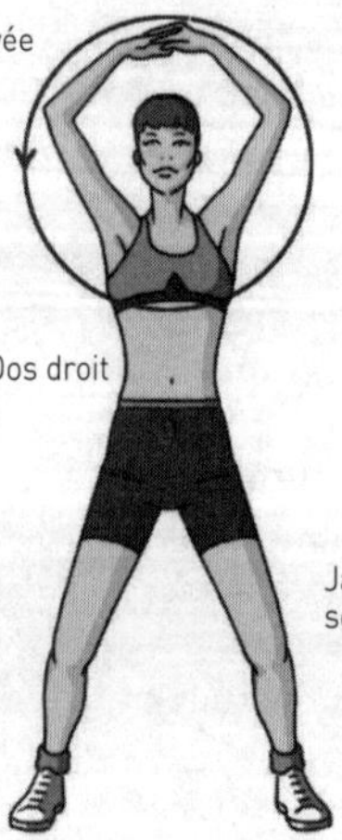
Doigts entrelacés
Tête levée
Paumes dirigées vers le bas
Bras fléchis
Dos droit
Jambes semi-fléchies
Pieds parallèles

CONSEIL

Veillez à étirer au maximum vos épaules vers l'arrière à chaque passage arrière des bras.

PETIT TEST/ QUESTION

Qu'est-ce que la dysménorrhée ?
A ☐ des règles douloureuses
B ☐ des règles trop abondantes
C ☐ des règles irrégulières

répétitions

→ Pour les courageuses : 2 séries de 20 cercles dans un sens, puis 2 séries de 20 cercles dans l'autre. Décontractez-vous 4 ou 5 secondes entre chaque série.

→ Pour les décontractées : 2 séries de 15 cercles dans un sens, puis 2 séries de 15 cercles dans l'autre. Décontractez-vous 7 ou 8 secondes entre les séries.

variantes

→ Faites 2 séries de 20 cercles dans un sens, puis 2 séries de 20 cercles dans l'autre, en essayant de tendre le plus possible les bras.

→ Faites 2 séries de 20 cercles dans un sens, puis 2 séries de 20 cercles dans l'autre, avec les paumes dirigées vers le haut.

les bienfaits de l'exercice

Cette technique assouplit les épaules tout en « ouvrant » la cage thoracique, ce qui permet de corriger les mauvaises postures dorsales. Elle a plus une vocation de souplesse que de tonification. Une fois réalisée, elle apporte une sensation de détente articulaire.

PETIT TEST/ RÉPONSE

Réponse au test : A
La dysménorrhée est le terme qui désigne des règles douloureuses, caractérisées par des douleurs au bas du ventre pouvant durer de un à trois jours. Ce trouble des règles touche 60 % des femmes de 15 à 30 ans et 30 % des autres femmes. Cela peut être dû à des dysfonctionnements de la vascularisation sanguine, à une suractivité contractile du muscle utérin, à un taux de prostaglandines (substances chimiques) trop élevé, à des troubles hormonaux et parfois aussi à l'hérédité.

2 rotations du buste

↘ Cibles : taille, haut du dos, bras

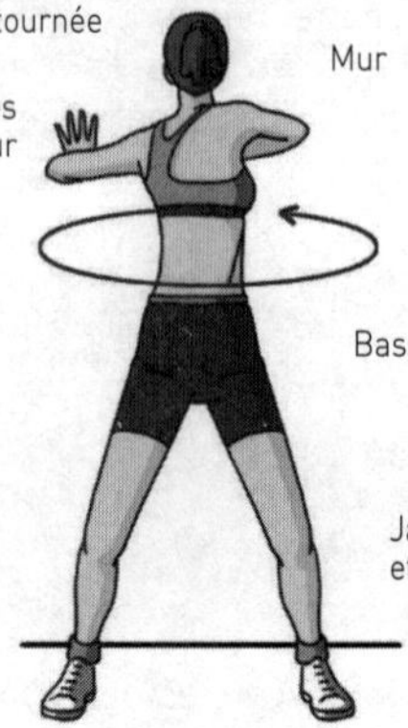

description

→ Debout : réalisez des rotations alternées du buste, en cherchant à poser les mains de plus en plus loin sur le mur.

→ Travaillez à un rythme lent.

CONSEIL

Veillez à garder les genoux immobiles.

respiration

Inspirez par le nez en ramenant le buste devant vous. Expirez par la bouche sur la rotation.

répétitions

→Pour les courageuses : 2 séries de 20 rotations alternées. Décontractez-vous 4 ou 5 secondes entre les séries.

→Pour les décontractées : 2 séries de 16 rotations alternées. Décontractez-vous 7 ou 8 secondes entre les séries.

variantes

→Faites 2 séries de 20 rotations alternées avec les jambes tendues.

→Faites 2 séries de 20 rotations alternées en plaçant les mains en hauteur sur le mur.

les bienfaits de l'exercice

Cette technique issue du stretching tonifie fortement le tronc tout en l'assouplissant et en améliorant les réflexes de rotation. Elle est d'une réalisation agréable. On en ressent les bienfaits pendant 24 heures.

PETIT TEST

Combien d'examens sont-ils nécessaires avant de prendre la pilule ?

A ☐ 3 **B** ☐ 4 **C** ☐ 2

Réponse au test : A

Il convient d'effectuer trois sortes d'examens.

Le premier examen est d'ordre général et comprend, entre autres, un contrôle de la tension artérielle et du poids et parfois aussi un test de composition corporelle, par bio-impédance électrique. Le deuxième est une palpation des seins. Le troisième est un examen gynécologique assez poussé. Le tout s'accompagne, de questions diverses, notamment sur la prise d'éventuels médicaments (parfois incompatibles avec certaines pilules). Le spécialiste prescrit également une prise de sang afin de connaître le pourcentage de triglycérides, cholestérol et glycémie à jeun.

3 petits cercles des jambes

↘ Cible : ventre

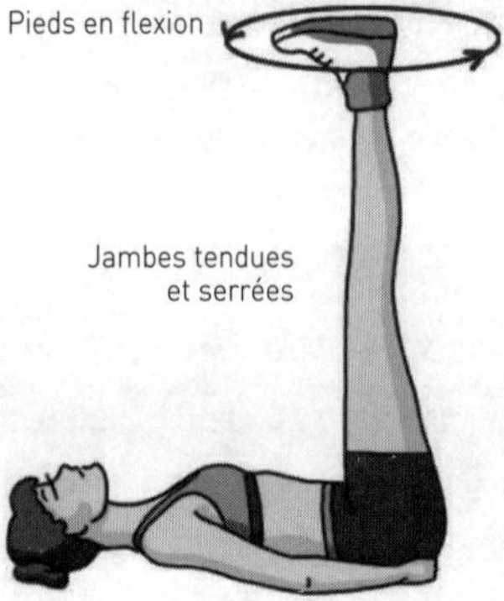
Pieds en flexion
Jambes tendues et serrées
Tête en repos sur le sol
Dos droit
Poings sous les fessiers

description

→ Allongée sur le dos, les jambes à la verticale : réalisez de petits cercles avec les jambes.

→ Travaillez à un rythme très lent.

respiration

Inspirez par le nez pendant la remontée du cercle. Expirez par la bouche pendant la descente du cercle.

CONSEIL

Veillez à conserver les jambes le plus haut possible à la perpendiculaire. Veillez à ne pas les faire pencher vers l'arrière.

PETIT TEST/ QUESTION

Qu'est-ce que l'azoospermie ?

A ☐ l'absence totale de spermatozoïdes dans le sperme

B ☐ une maladie atteignant les spermatozoïdes

C ☐ une atteinte partielle de la production des spermatozoïdes

➔ répétitions

- Pour les courageuses : 2 séries de 20 cercles dans un sens, puis 2 séries de 20 cercles dans l'autre. Décontractez-vous 4 ou 5 secondes entre les séries.
- Pour les décontractées : 2 séries de 15 cercles dans un sens, puis 2 séries de 15 cercles dans l'autre. Décontractez-vous 7 ou 8 secondes entre les séries.

➔ variantes

- Faites 2 séries de 20 cercles dans un sens, puis 2 séries de 20 cercles dans l'autre, avec les jambes légèrement écartées.
- Faites 2 séries de 20 cercles dans un sens, puis 2 séries de 20 cercles dans l'autre, avec le buste relevé, doigts noués derrière la tête.

➔ les bienfaits de l'exercice

Cette technique muscle le ventre efficacement en sollicitant l'ensemble des fibres musculaires inférieures du grand droit. Elle est conseillée pour une remise en forme post-accouchement, de même qu'aux personnes qui ont le dos fragile.

PETIT TEST/ RÉPONSE

Réponse au test : A
L'azoospermie est l'absence de spermatozoïdes dans le sperme et donc l'impossibilité de procréer. On la détermine à l'aide d'un spermogramme. Il s'agit soit des tubes séminifères qui ne produisent plus de spermatozoïdes suite, par exemple, aux oreillons, de la cryptorchidie (testicules non apparus), d'une insuffisance hormonale, d'un blocage des spermatozoïdes dans les canaux excréteurs, due par exemple aux suites d'une intervention chirurgicale uro-génitale ou d'une infection génitale mal ou non traitée.

4 élévations latérales d'une jambe

↘ **Cibles : jambes, fessiers**

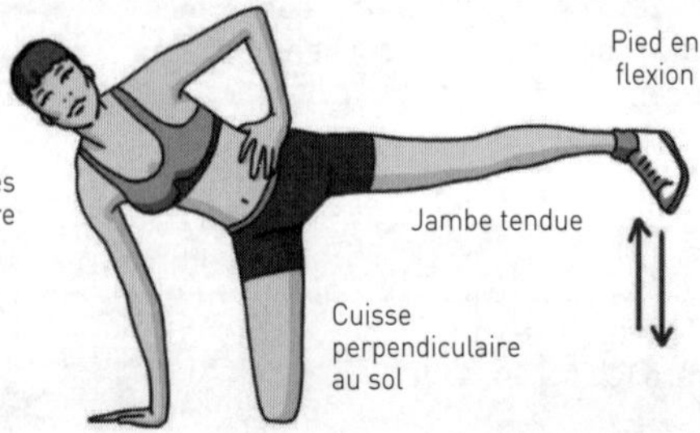

description

→ À genoux, une main en appui latéralement sur le sol, une jambe sur le côté : faites des petits battements latéraux de la jambe tendue.

→ Travaillez à votre rythme.

↘ **Suggestion :** il est normal de ressentir une sensation de l'effort dans la fesse correspondant à la jambe d'appui. Vous pouvez porter des lests (0,5 kg ou 1 kg) aux chevilles, lors de la seconde série, si vous désirez un résultat plus rapide au niveau de la fermeté.

CONSEIL

Veillez à avoir le genou, la main et la jambe tendue sur la même ligne.

PETIT TEST/ QUESTION

Quels sont les symboles utilisés pour l'hormone de croissance ?

A ☐ CH
B ☐ GH
C ☐ OH

respiration

Inspirez par le nez en descendant la jambe. Expirez par la bouche en la montant.

répétitions

→Pour les courageuses : 2 séries de 20 élévations de chaque jambe. Décontractez-vous 4 ou 5 secondes entre les séries.

→Pour les décontractées : 2 séries de 15 élévations de chaque jambe. Décontractez-vous 7 ou 8 secondes entre les séries.

variantes

→Faites 2 séries de 20 élévations de chaque jambe en alternant une grande élévation et une petite.

→Faites 2 séries de 30 petites élévations très rapides et les plus hautes possible de chaque jambe.

les bienfaits de l'exercice

Cette technique classique pour renforcer les muscles fessiers est une des plus connues. Elle est souvent pratiquée dans les cours collectifs d'abdo-fessiers. Elle présente l'intérêt d'améliorer la notion d'équilibre et d'exercer en plus l'intérieur des cuisses.

PETIT TEST/ RÉPONSE

Réponse au test : B GH, l'hormone de croissance *(growth hormone)* est produite par l'hypophyse. Elle atteint son taux le plus élevé vers 20 ans, puis sa production diminue. Son action stimulante s'effectue au niveau cellulaire en influençant aussi la production d'une hormone appelée IGF-1 qui est anabolisante et agit sur la synthèse des protéines dans la plupart des tissus. On sait synthétiser l'hormone de croissance depuis 1985. Elle est consommée par les adeptes du culturisme ; cependant, son absorption régulière pourrait avoir des inconvénients.

5 étirements latéraux du dos

↘ **Stretching dorsal et de la taille**

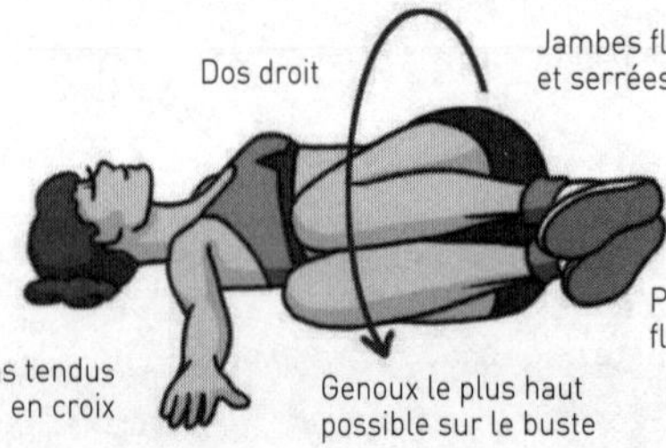

description

→Allongée sur le dos, faites passer vos jambes fléchies sur un côté : maintenez la posture pendant 12 secondes avant de changer lentement de côté.

↘ **Suggestion** : il est agréable de réaliser cette posture le soir avant de s'endormir.

CONSEIL

Veillez à garder bras et jambes en extension maximale.

respiration

Inspirez par le nez et expirez par la bouche le plus lentement possible.

répétitions

Pour les courageuses et les décontractées : 4 postures alternées.

➜ variantes

→ Faites 4 postures alternées avec les jambes tendues en extension maximale (en attrapant si possible les pieds avec les mains).

→ Faites 4 postures alternées en étirant le plus possible les bras dans le prolongement du corps (en entrelaçant les doigts, paumes dirigées vers l'extérieur).

➜ les bienfaits de l'exercice

Cette technique est une de celles qui détendent le mieux le bas du dos et qui étirent le plus les muscles latéraux.

PETIT TEST

Qu'appelle-t-on l'ictus amnésique ?

A ☐ une maladie de la mémoire due à la sénescence
B ☐ une confusion de souvenirs
C ☐ un dysfonctionnement ponctuel de la mémoire

Réponse au test : C
Il s'agit d'un dysfonctionnement ponctuel de la mémoire dont les causes ne sont pas connues. Cette anomalie concerne plutôt les personnes de plus de 50 ans. Elle se traduit par une absence de mémoire d'une demi-heure à plusieurs heures. Parfois, la personne a beaucoup de difficultés à se souvenir de ce qu'elle faisait les jours précédents. Lorsque la mémoire lui revient, la personne ne se souvient pas de la crise. Celle-ci a une chance sur quatre de se reproduire, mais elle ne constitue pas un risque lié à un accident vasculaire cérébral, par exemple.

programme du jeudi en 15 minutes

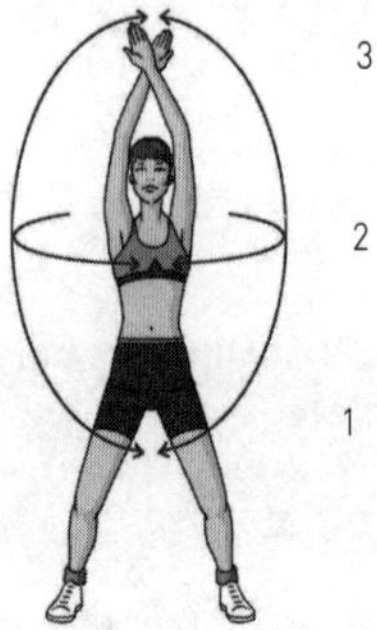

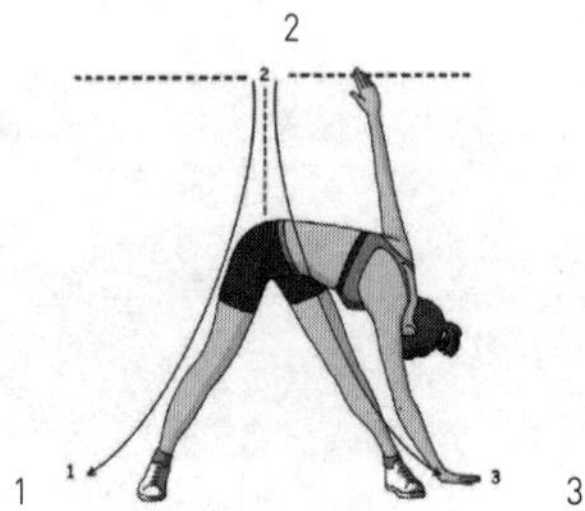

Exercice 1: bras, épaules, dos

Croisés des bras en bas, devant, en haut

Pour les courageuses : 2 séries de 15 enchaînements.

Pour les décontractées : 2 séries de 10 enchaînements.

Pour tonifier

Exercice 2 : taille, dos, épaules

Touchés alternés des pieds et relevés de buste

Pour les courageuses : 2 séries de 12 enchaînements.

Pour les décontractées : 2 séries de 8 enchaînements.

Pour tonifier

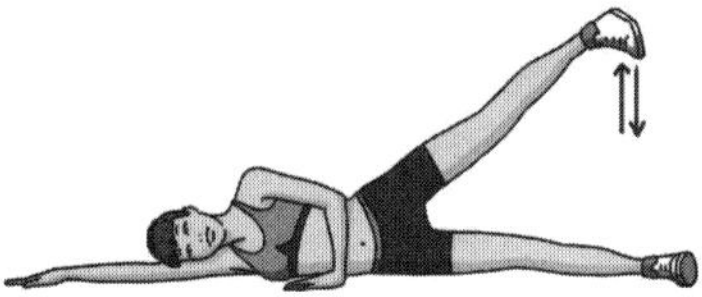

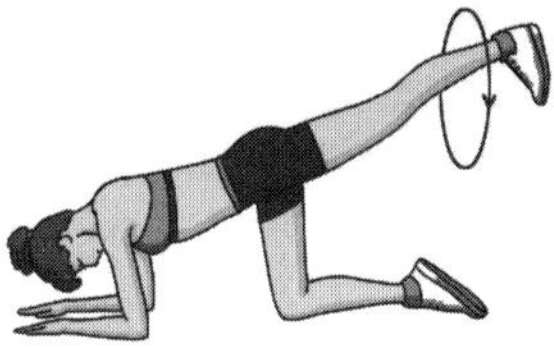

Exercice 3 : jambes

Petits battements d'une jambe

Pour les courageuses : 2 séries de 30 répétitions.

Pour les décontractées : 2 séries de 20 répétitions.

Pour tonifier

Exercice 4 : jambes, fessiers

Petits cercles de la jambe à l'arrière

Pour les courageuses : 2 séries de 10 répétitions dans un sens, puis 2 séries de 10 répétitions dans l'autre.

Pour les décontractées : 2 séries de 8 répétitions dans un sens, puis 2 séries de 8 répétitions dans l'autre.

Pour tonifier

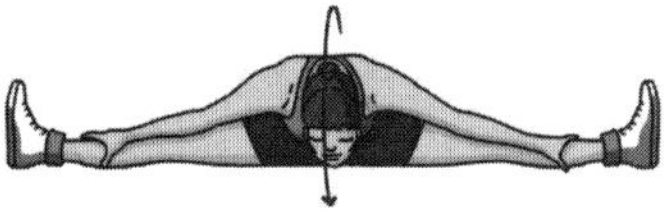

Exercice 5 : stretching dorsal

Écrasements faciaux

Pour les courageuses et les décontractées : 4 postures.

Pour assouplir

1 croisés des bras en bas, devant, en haut

↘ **Cibles : bras, épaules, dos**

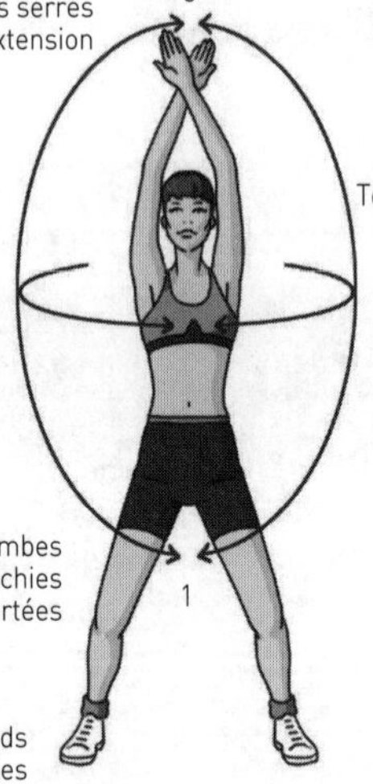

description

→ Debout, sans fléchir les bras : croisez les bras successivement : en bas (1), devant vous (2), en haut (3).

→ Travaillez à votre rythme.

CONSEIL

Veillez à étirer les bras en permanence comme si vous vouliez les allonger.

PETIT TEST/ QUESTION

Combien de centimètres de hauteur perd une femme ménopausée ?

A ☐ 1 à 1,5 cm
B ☐ 2 à 2,5 cm
C ☐ 0,5 à 1 cm

respiration

Inspirez par le nez et expirez par la bouche le plus régulièrement possible.

répétitions

→ Pour les courageuses : 2 séries de 15 enchaînements (1 enchaînement = 1 croisé des bras en bas + 1 devant soi + 1 en haut). Décontractez-vous 4 ou 5 secondes entre chaque série.

→ Pour les décontractées : 2 séries de 10 enchaînements. Décontractez-vous 7 ou 8 secondes entre les séries.

variantes

→ Faites 2 séries de 20 enchaînements avec les bras fléchis.

→ Faites 2 séries de 15 enchaînements avec les bras et les avant-bras en contraction permanente, poings serrés.

les bienfaits de l'exercice

Cet exercice de coordination simple exerce en douceur la masse du dos et des épaules. Il constitue un bon échauffement.

PETIT TEST/ RÉPONSE

Réponse au test : A
Une femme perd en moyenne 1,3 cm (si elle n'a pas de tassements vertébraux). Son poids varie au cours de sa vie, en fonction du volume gras et du volume maigre. Entre 20 et 65 ans, par exemple, les femmes perdent 5 kg de muscles (les hommes 12), alors que la masse graisseuse augmente jusqu'à environ 60 ans. 44 % des femmes de plus de 55 ans assurent avoir pris 7 kg après avoir été ménopausées. En dehors de l'influence génétique, le changement hormonal en est en partie responsable. Bien souvent aussi, le déséquilibre entre l'apport calorique et les dépenses en est la cause. La plupart des sexagénaires qui se surveillent et s'activent n'ont pas de surplus pondéral !

2 touchés alternés des pieds et relevés de buste

↘ **Cibles : taille, dos, épaules**

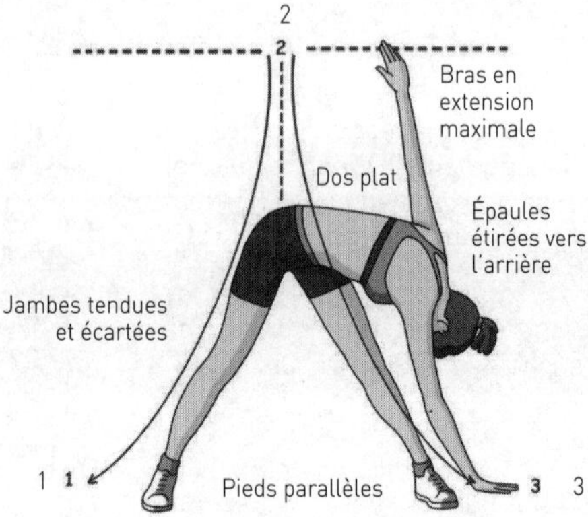

description

→ Debout : touchez le pied avec la main opposée (en plaçant la main le plus possible à l'extérieur du pied). Redressez-vous complètement avec les bras en croix après chaque flexion.

→ Travaillez très lentement et régulièrement.

↘ **Suggestion** : plus vous écartez les jambes, plus l'exercice est facile.

CONSEIL

Gardez les jambes immobiles.

PETIT TEST/ QUESTION

Qu'est-ce que la presbyacousie ?

A ☐ une diminution progressive de l'acuité auditive

B ☐ une diminution brutale de l'audition

C ☐ une modification de la perception des sons

respiration

Inspirez par le nez en descendant le buste. Expirez par la bouche en le redressant.

répétitions

→Pour les courageuses : 2 séries de 12 enchaînements (1 enchaînement = 1 touché de pied + 1 relevé de buste + 1 touché de l'autre pied). Décontractez-vous 4 ou 5 secondes entre les séries.

→Pour les décontractées : 2 séries de 8 enchaînements. Décontractez-vous 7 ou 8 secondes entre les séries.

variantes

→Faites 2 séries de 12 enchaînements avec les jambes écartées au maximum, les pieds dirigés vers l'extérieur, et en cherchant à poser la main le plus loin possible du pied.

→Faites 2 séries de 12 enchaînements avec les orteils en extension à chaque relevé de buste.

les bienfaits de l'exercice

Il assouplit la taille, tonifie le bas du dos et dynamise l'ensemble du corps. Issu de la gymnastique suédoise, il est pratiqué dans la majorité des disciplines sportives.

PETIT TEST/ RÉPONSE

Réponse au test : A
La presbyacousie est une diminution progressive de l'acuité auditive. Elle commence à se manifester vers la cinquantaine et concerne les deux oreilles, ce qui se traduit au début par une confusion de certains sons. Elle affecte d'abord les sons aigus, puis peu à peu les sons plus graves. La presbyacousie peut être caractérisée par un acouphène (sensation auditive, comme les bourdonnements ou les sifflements, perçue en l'absence de tout son extérieur). Dès que l'on ressent le besoin d'augmenter l'intensité des sons émis, il faut consulter sans attendre un spécialiste.

3 petits battements d'une jambe

↘ **Cibles : jambes**

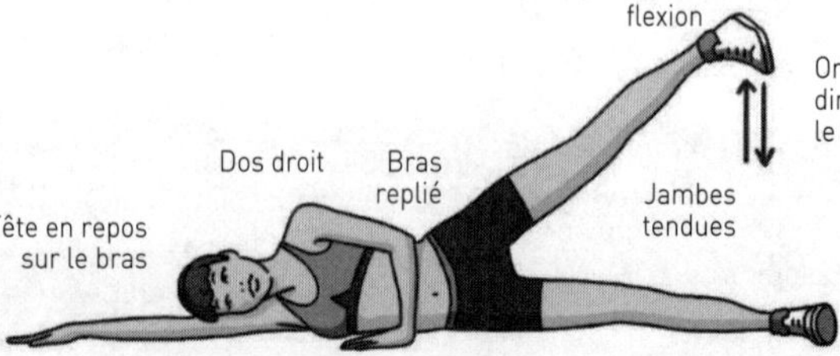

description

→ Allongée sur le côté : élevez la jambe supérieure à 45° et faites de petits battements.

→ Travaillez à votre rythme durant la première série, puis à un rythme plus dynamique pendant la seconde.

↘ **Suggestion :** afin d'accentuer l'effet de tonification musculaire, vous pouvez utiliser des lests de 0,5 kg ou 1 kg lors de la seconde série.

CONSEIL

Veillez à ne pas fléchir la jambe d'appui : celle-ci doit être en hyper-extension pour que l'exercice soit vraiment efficace.

PETIT TEST/ QUESTION

Quelle est la consommation quotidienne maximale d'alcool admise par jour pour un adulte ?

A ☐ 20 g
B ☐ 30 g
C ☐ 50 g

respiration

Inspirez par le nez et expirez par la bouche le plus régulièrement possible.

répétitions

→ Pour les courageuses : 2 séries de 30 petits battements de chaque jambe. Décontractez-vous 4 ou 5 secondes entre les séries.

→ Pour les décontractées : 2 séries de 20 petits battements de chaque jambe. Décontractez-vous 7 ou 8 secondes entre les séries.

variantes

→ Faites 2 séries de 30 petits battements de chaque jambe en alternant 2 rapides et 2 lents.

→ Faites 2 séries de 25 grands battements très lents de chaque jambe.

les bienfaits de l'exercice

Cet exercice, connu pour remuscler les fessiers, garantit le maximum de sécurité pour le dos et présente l'avantage d'assouplir les articulations des hanches. Il fait partie des techniques de base. C'est l'un des exercices les plus faciles pour les fessiers.

PETIT TEST/ RÉPONSE

Réponse au test : B
La consommation quotidienne maximale d'alcool admise est de 30 g. Elle correspond à deux ou trois verres de vin. Si l'on se limite à un verre de bon vin par jour, cela n'est pas plus mal, car il apporte des calories « vides » qui se transforment en graisse et n'ont aucune propriété nutritive. Il est vrai que les spécialistes parlent des effets bénéfiques du bordeaux sur les troubles cardio-vasculaires, la longévité et même la maladie d'Alzheimer..., s'il est consommé avec modération. à titre indicatif, sachez qu'à chaque fois que vous buvez une coupe de champagne, un verre de vin à 12° ou un demi de bière à 5°, vous consommez 10 g d'alcool environ.

4 petits cercles de la jambe à l'arrière

↘ **Cibles : jambes, fessiers**

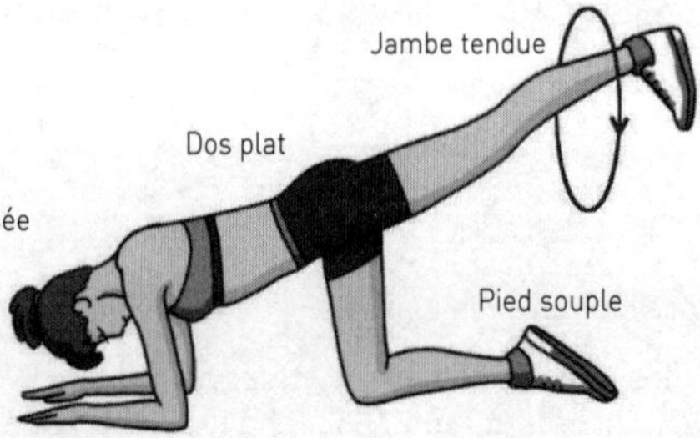
Pied en flexion
Jambe tendue
Dos plat
Tête baissée
Pied souple
Avant-bras parallèles en appui sur le sol

description

→ En position quadrupédique, élevez une jambe tendue à l'arrière : faites ainsi des cercles de la jambe.

→ Travaillez à un rythme assez lent.

↘ **Suggestion :** essayez de faire des cercles de petite amplitude et les plus symétriques possible.

respiration

Inspirez par le nez et expirez par la bouche à votre rythme.

CONSEIL

Veillez à réaliser le plus possible des cercles réguliers.

PETIT TEST/ QUESTION

Quelle est la lésion la plus courante chez le sportif ?

A ☐ la luxation de la rotule

B ☐ l'épicondylite (tennis-elbow)

C ☐ l'entorse de la cheville

➔ répétitions

- ➔Pour les courageuses : 2 séries de 10 cercles d'une jambe dans un sens, puis 2 séries de 10 cercles dans l'autre. Procédez de façon identique avec l'autre jambe. Décontractez-vous 7 ou 8 secondes entre les séries.
- ➔Pour les décontractées : 2 séries de 8 cercles d'une jambe dans un sens, puis 2 séries de 8 cercles dans l'autre. Procédez de façon identique avec l'autre jambe. Décontractez-vous 7 ou 8 secondes entre les séries.

➔ variantes

- ➔Faites 2 séries de 20 cercles en alternant un cercle de chaque jambe dans un sens, puis un cercle dans l'autre.
- ➔Faites 2 séries de 20 cercles de chaque jambe en alternant un petit cercle et un grand cercle.

➔ les bienfaits de l'exercice

Cette technique accessible à toutes est sécurisante pour le dos et est une des moins fatigantes. Elle exerce essentiellement le haut de la fesse. Cet exercice peut être pratiqué par une femme enceinte.

PETIT TEST/ RÉPONSE

Réponse au test : C
L'entorse de la cheville se traduit par une douleur, un aspect tuméfié et une impotence fonctionnelle. Chaque entorse doit être confirmée par une radiographie. Le plus souvent, le pied a réalisé une torsion extérieure en lésant le ligament latéral externe de la cheville. La capsule et les ligaments péronéo-tibiaux et calcanéo-astragaliens peuvent être abîmés. Quant aux muscles péroniers latéraux, ils peuvent présenter une subluxation des tendons ainsi qu'une contracture réflexe douloureuse.
Important : les entorses assez graves mal traitées peuvent laisser des séquelles comme l'instabilité. Quant à l'entorse bénigne (qui présente peu de tuméfaction), elle permet la reprise du sport au bout d'une quinzaine de jours.

5 écrasements faciaux

↘ Stretching dorsal

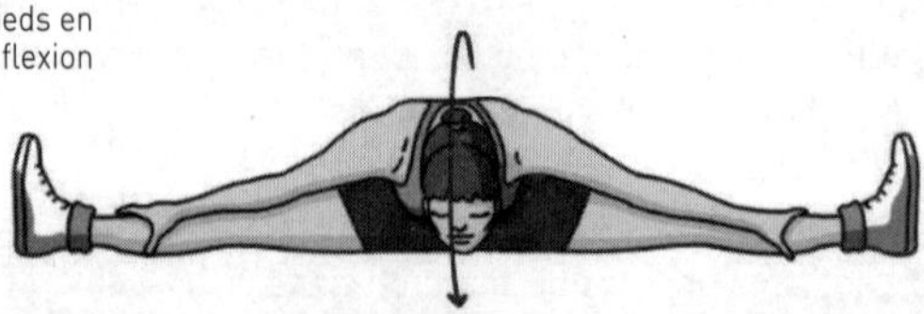

description

Assise, jambes en écart maximal : fléchissez au maximum le buste vers l'avant. Maintenez la flexion maximale pendant 30 secondes. Redressez-vous, le dos rond, la tête complètement relâchée.

CONSEIL

Veillez à conserver le plus possible le dos plat.

respiration

Inspirez par le nez et expirez par la bouche le plus lentement possible.

répétitions

Pour les courageuses et les décontractées : 4 postures. Décontractez-vous 6 ou 8 secondes entre chaque posture.

➔ variantes

→ Faites 4 postures avec les bras parallèles tendus devant vous en maintenant 30 secondes chaque posture.

→ Faites 4 postures en décalant le buste un peu sur le côté et maintenez la posture durant 20 secondes avant de recommencer de l'autre côté.

➔ les bienfaits de l'exercice

Cette technique de stretching issue de la danse classique joue un rôle essentiel dans un plan d'entraînement car elle améliore rapidement la souplesse de la charnière lombaire. Il importe de bien respecter le temps de la posture, même s'il est long. C'est une « technique clé » qui est à la base de beaucoup d'exercices.

PETIT TEST

Qu'est-ce qu'une insuffisance cardiaque ?
A ☐ un ralentissement du rythme cardiaque
B ☐ l'incapacité du cœur à bien fonctionner
C ☐ une maladie cardiaque d'origine génétique

Réponse au test : B
L'insuffisance cardiaque est l'incapacité du cœur à accomplir totalement sa fonction. Ainsi, il bat en permanence, mais moins bien. Ce dysfonctionnement peut atteindre les cavités cardiaques droite, gauche ou les deux. Il arrive également qu'elle s'ajoute à une maladie cardiaque déjà existante.

programme du vendredi en 15 minutes

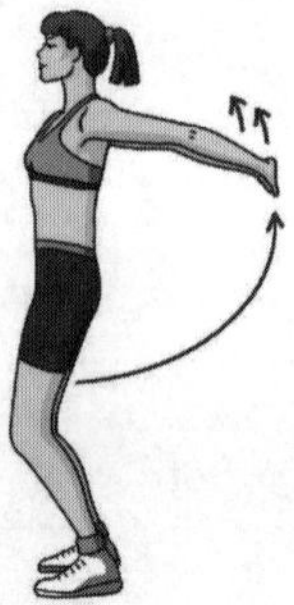

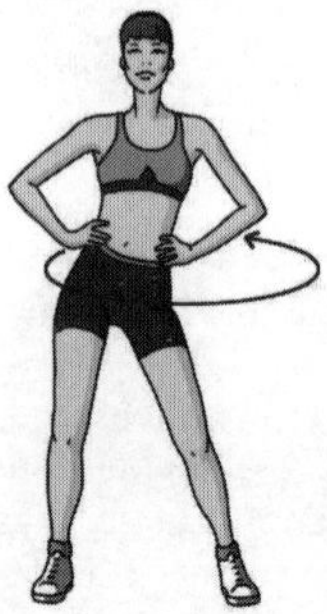

Exercice 1 : épaule, haut du dos, bras

Élévations arrière des bras

Pour les courageuses : 2 séries de 20 répétitions.

Pour les décontractées : 2 séries de 15 répétitions.

Pour tonifier

Exercice 2 : taille, jambes

Circumductions de la taille avec flexion des jambes

Pour les courageuses : 2 séries de 10 répétitions dans un sens, puis 2 séries de 10 répétitions dans l'autre.

Pour les décontractées : 2 séries de 8 répétitions dans un sens, puis 2 séries de 8 répétitions dans l'autre.

Pour tonifier

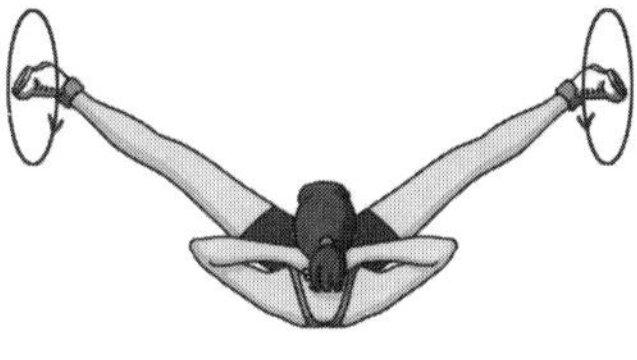

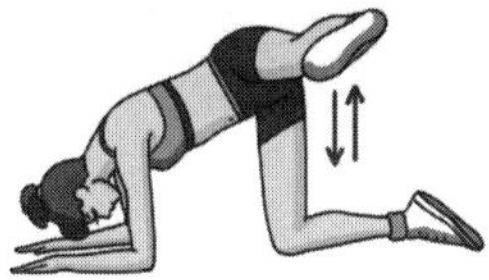

Exercice 3 : ventre, fessiers, jambes

Cercles dissociés des jambes

Pour les courageuses : 2 séries de 20 répétitions dans un sens, puis 2 séries de 20 répétitions dans l'autre.

Pour les décontractées : 2 séries de 15 répétitions dans un sens, puis 2 séries de 15 répétitions dans l'autre.

Pour tonifier

Exercice 4 : cuisses, jambes, fessiers

Petites élévations latérales de la jambe tendue

Pour les courageuses : 3 séries de 12 répétitions de chaque jambe.

Pour les décontractées : 3 séries de 8 répétitions de chaque jambe.

Pour tonifier

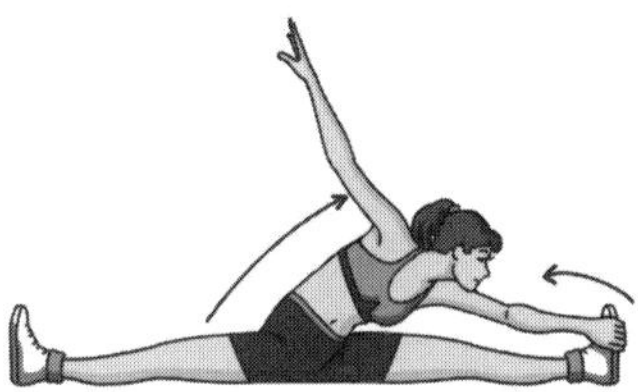

Exercice 5 : stretching dorsal

Flexions latérales du buste sur la jambe

Pour les courageuses et les décontractées : 4 postures alternées.

Pour assouplir

1 élévations arrière des bras

↘ Cibles : épaules, haut du dos, bras

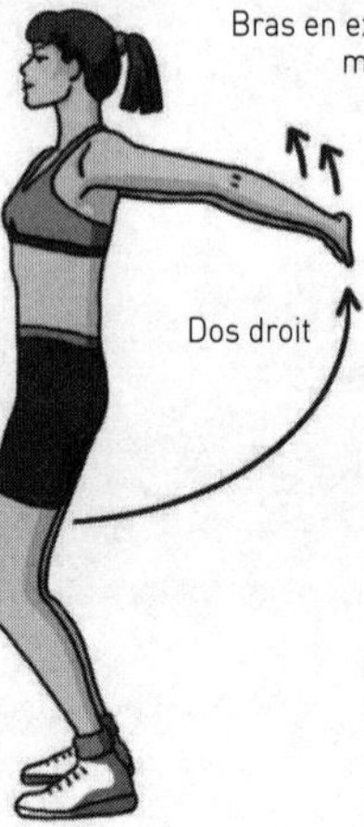

description

→ Debout, doigts noués derrière le dos : élevez les bras le plus haut possible. Faites ainsi de petites élévations très régulières.

→ Travaillez à votre rythme.

CONSEIL

Veillez à bien étirer les épaules vers l'arrière avant de nouer les doigts.

respiration

Inspirez par le nez et expirez par la bouche avec régularité.

➔ répétitions

→ Pour les courageuses : 2 séries de 20 petites élévations. Décontractez-vous 4 ou 5 secondes entre chaque série.

→ Pour les décontractées : 2 séries de 15 petites élévations. Décontractez-vous 7 ou 8 secondes entre les séries.

➔ variantes

→ Faites 2 séries de 15 petites élévations avec les paumes dirigées vers l'extérieur, très lentement.

→ Faites 2 séries de 10 petites élévations en alternant une fois les paumes tournées vers l'intérieur et une fois les paumes tournées vers l'extérieur, très lentement.

➔ les bienfaits de l'exercice

Cet exercice, qui tonifie et assouplit fortement les épaules, est recommandé aux personnes travaillant sur ordinateur. C'est actuellement une des techniques les plus efficaces pour retrouver une attitude correcte de la ceinture scapulaire (haut du corps). Si vous avez l'impression d'avoir, au fil des ans, les épaules qui « tombent » vers l'avant, n'hésitez pas à faire cet exercice le plus souvent possible en cours de journée.

PETIT TEST

Combien de phases comporte la vie d'un être humain ?

A ☐ 3
B ☐ 5
C ☐ 4

Réponse au test : C
La vie d'un être humain comporte quatre phases :
• la première, située avant la naissance, se caractérise par la division cellulaire (au 6e mois de grossesse, la totalité des neurones est élaborée) ;
• la deuxième, va de la naissance à la maturité, c'est la phase d'augmentation de volume des cellules ;
• la troisième, concerne en particulier l'entretien des diverses fonctions et la remise en état des zones endommagées ;
• la quatrième, a trait au ralentissement général des fonctions.

2 circumductions de la taille avec flexion des jambes

↘ **Cibles : taille, jambes**

➔ description

→ Debout : réalisez d'assez grandes rotations du bassin en fléchissant et en tendant les jambes en alternance.

→ Travaillez le plus lentement possible à un rythme régulier.

➔ respiration

Inspirez par le nez et expirez par la bouche le plus lentement possible en vous concentrant bien.

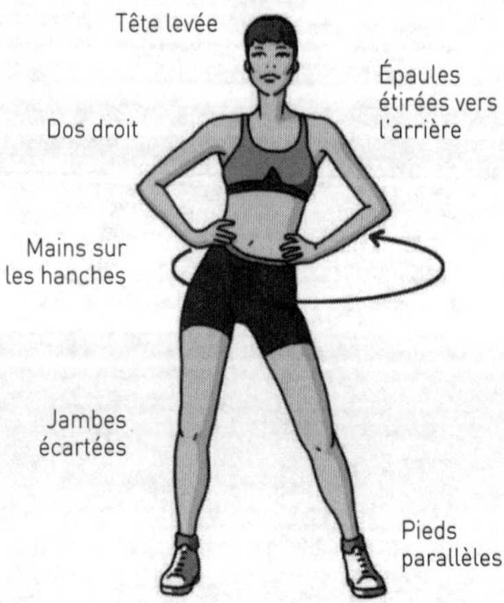

CONSEIL

Veillez à garder les épaules immobiles.

PETIT TEST/ QUESTION

Qu'est-ce que l'athérome ?

A ☐ une dégénérescence neurologique

B ☐ une protubérance graisseuse

C ☐ une maladie des artères

répétitions

- Pour les courageuses : 2 séries de 10 circumductions-flexions dans un sens, puis 2 séries de 10 circumductions-flexions dans l'autre. Décontractez-vous 6 ou 8 secondes entre les séries.
- Pour les décontractées : 2 séries de 8 circumductions-flexions dans un sens, puis 2 séries de 8 circumductions-flexions dans l'autre. Décontractez-vous 10 ou 15 secondes entre les séries.

variantes

- Faites 2 séries de 20 circumductions-flexions en intercalant un cercle dans un sens et un cercle dans l'autre.
- Faites 2 séries de 10 circumductions-flexions dans un sens, puis 2 séries de 10 circumductions-flexions dans l'autre, en équilibre sur les orteils.

les bienfaits de l'exercice

Cette technique assouplit la taille tout en tonifiant les jambes. Elle soulage bien des tensions de la zone lombaire et sollicite d'une façon inhabituelle les muscles de la taille. Elle est pratiquée par les judokas et les danseurs. Elle améliore fortement la coordination.

PETIT TEST/ RÉPONSE

Réponse au test : C

L'athérome est une maladie des artères consistant en un dépôt de plaques riches en cholestérol sur la paroi interne de celles-ci et finissant par provoquer l'athérosclérose (maladie dégénérative des artères très répandue et comportant un durcissement et un épaississement de leur paroi, gênant ainsi la circulation sanguine). La plaque athéromateuse est le plus souvent à l'origine des maladies cardio-vasculaires. On prévient cette maladie en évitant de fumer, de grossir, et en surveillant l'apparition d'un diabète ou d'une hypercholestérolémie.

3 cercles dissociés des jambes

↘ Cibles : ventre, fessiers, jambes

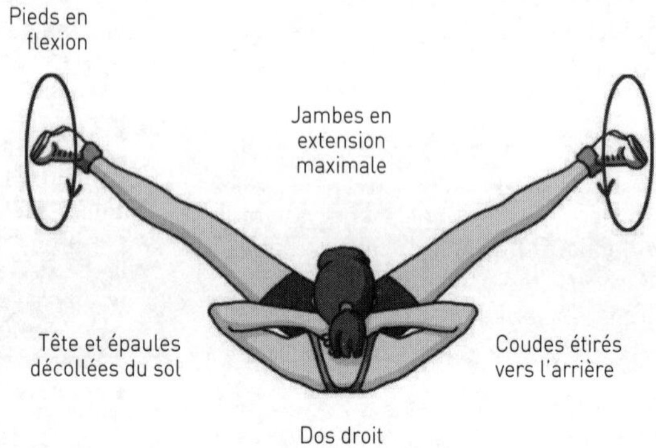

➔ description

→ Allongée sur le dos, jambes en élévation, écartées au maximum : faites des cercles des jambes, symétriques et dissociés.

→ Travaillez à votre rythme.

➔ respiration

Inspirez par le nez et expirez par la bouche, le plus lentement possible.

CONSEIL

Veillez à réaliser des cercles symétriques.

PETIT TEST/ QUESTION

En moyenne, combien d'hommes de plus de 65 ans ronflent en France ?

A ☐ 50 %
B ☐ 60 %
C ☐ 80 %

répétitions

→ Pour les courageuses : 2 séries de 20 cercles dans un sens, puis 2 séries de 20 cercles dans l'autre. Décontractez-vous 6 ou 8 secondes entre les séries.

→ Pour les décontractées : 2 séries de 15 cercles dans un sens, puis 2 séries de 15 cercles dans l'autre. Décontractez-vous 10 ou 12 secondes entre les séries.

variantes

→ Faites 2 séries de 30 cercles en alternant un sens et l'autre.

→ Faites 2 séries de 20 cercles avec les pieds en extension dans un sens, puis 2 séries de 20 cercles dans l'autre.

les bienfaits de l'exercice

Cet exercice pour la sangle abdominale active d'une façon dynamique essentiellement le bas du ventre, tout en tonifiant les muscles des cuisses.

PETIT TEST/ RÉPONSE

Réponse au test : B
Le ronflement provient de la vibration des muqueuses entourant les voies aériennes supérieures, lors du passage de l'air. Il est certain que l'alcool, les hypnotiques, les médicaments sédatifs, les relaxants, l'obésité, l'hypothyroïdie, les particularités physiques, tels cou court, langue épaisse, luette hypertrophiée, muqueuses congestionnées, etc., peuvent contribuer à intensifier ou à créer le ronflement. Il est vrai qu'en dormant sur le côté ou dans une atmosphère suffisamment humide, la tête surélevée, et surtout en évitant de fumer ou de boire en excès et en restant mince, on lutte efficacement contre ce problème.

4 petites élévations latérales de la jambe tendue

↘ Cibles : cuisses, jambes, fessiers

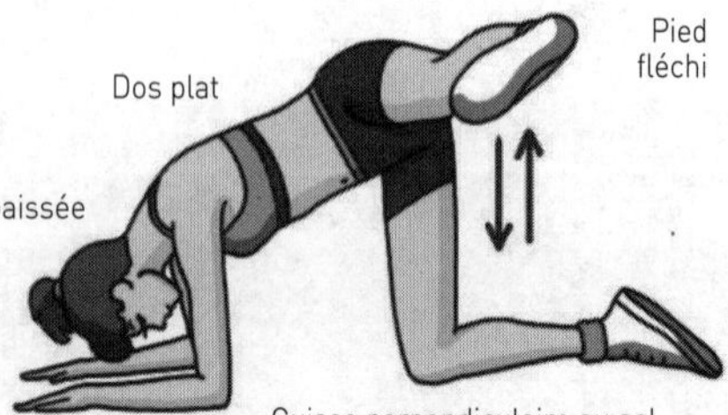

description

→ En position quadrupédique : élevez une jambe tendue sur le côté. Pratiquez ainsi de petits battements les plus lents possible.

→ Travaillez avec régularité et à votre rythme.

↘ **Suggestion :** l'idéal serait de pratiquer les petits battements à peu près parallèles au sol. Pour obtenir encore plus de fermeté, vous pouvez porter des lests (bracelets de plomb de 0,5 kg ou 1 kg) aux chevilles lors des deux dernières séries.

CONSEIL

Veillez à avoir la jambe élévatrice le plus près possible du visage.

respiration

Inspirez par le nez en descendant la jambe et expirez par la bouche en la montant.

répétitions

→ Pour les courageuses : 3 séries de 12 petits battements de chaque jambe. Décontractez-vous 6 ou 8 secondes entre les séries.

→ Pour les décontractées : 3 séries de 8 petits battements de chaque jambe. Décontractez-vous 10 ou 12 secondes entre les séries.

variantes

→ Faites 2 séries de 10 petits battements de chaque jambe en gardant pendant 4 secondes la jambe active immobile dans la position la plus haute.

→ Faites 3 séries de 10 petits battements de chaque jambe en alternant un battement avec le pied en flexion et un battement avec le pied en extension.

les bienfaits de l'exercice

Il active les fibres musculaires de la région fessière. Il permet également un renforcement efficace des muscles adducteurs (intérieur des cuisses).

PETIT TEST

Qu'appelle-t-on aménorrhée ?

A ☐ des règles trop tardives

B ☐ des règles trop abondantes

C ☐ l'absence de règles

Réponse au test : C
Il s'agit de l'absence de règles chez une femme normalement en âge d'être réglée. On nomme aménorrhée primaire cet état chez une femme qui n'a jamais eu de règles et aménorrhée secondaire chez une femme qui en a eu.

5 flexions latérales du buste sur la jambe

↘ Stretching dorsal

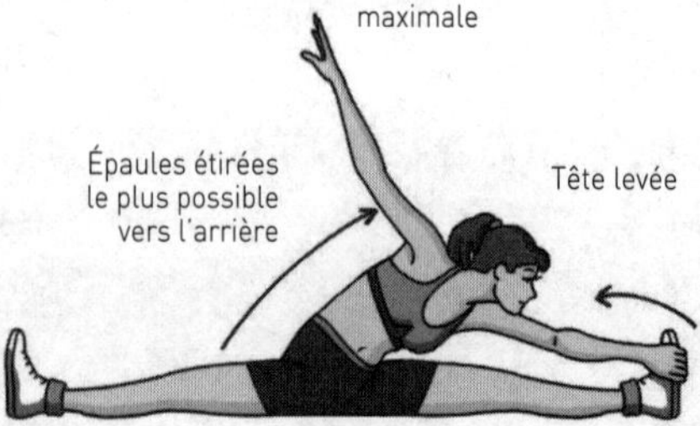
Bras en extension maximale
Épaules étirées le plus possible vers l'arrière
Tête levée
Main tirant par l'intérieur la plante du pied
Pieds en flexion
Jambes tendues

➔ description

Assise, jambes écartées au maximum : fléchissez le buste sur la jambe. Maintenez la flexion maximale pendant 12 secondes.

CONSEIL

Veillez à conserver le plus possible le dos plat et la tête levée pendant la réalisation de la posture.

➔ respiration

Inspirez par le nez et expirez par la bouche le plus lentement possible.

➔ répétitions

Pour les courageuses et les décontractées : 4 postures alternées. Décontractez-vous une dizaine de secondes entre chaque posture.

➔ variantes

→ Faites 4 postures alternées avec la jambe opposée fléchie vers l'arrière (le talon touchant la fesse).

→ Faites 4 postures alternées en tenant le pied avec les deux mains, au lieu d'une.

➔ les bienfaits de l'exercice

Cette technique de stretching étire le dos latéralement tout en améliorant la souplesse des muscles adducteurs (muscles situés à l'intérieur des cuisses). Elle permet également l'amélioration de l'écrasement facial (flexion avant du buste).

PETIT TEST

Le thymus est :
A ☐ une glande sébacée
B ☐ une glande hormonale
C ☐ une glande responsable de l'immunité petit test

Réponse au test : C
Le thymus (organe glandulaire situé à la partie inférieure du cou, composé de deux lobes, très développés pendant l'enfance et régressant après la puberté) joue un rôle dans l'immunité. Il devient moins important à l'adolescence. Sa régression serait la raison de la diminution des performances du système immunitaire. Au fil des ans, celui-ci, perdant de sa combativité, participerait au processus de vieillissement. Il arrive aussi que le système immunitaire fabrique des auto-anticorps qui combattent les anticorps. Les conséquences sont désastreuses, car cela accélère le vieillissement cellulaire. Les recherches s'orientent vers un moyen de contrôle du GCH (grand complexe d'histocompatibilité) qui est un chromosome unique gérant le système immunitaire.

programme du samedi en 15 minutes

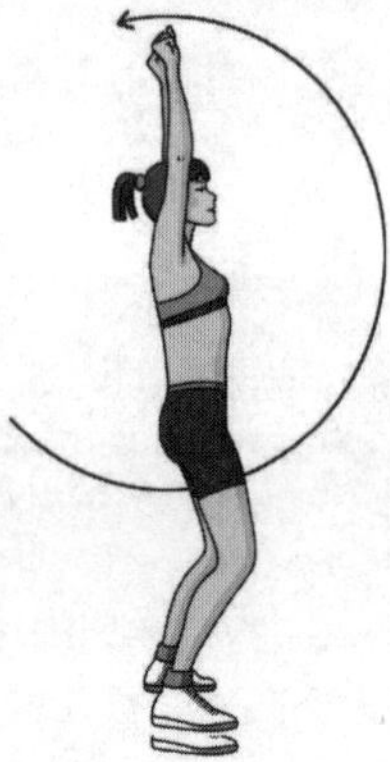

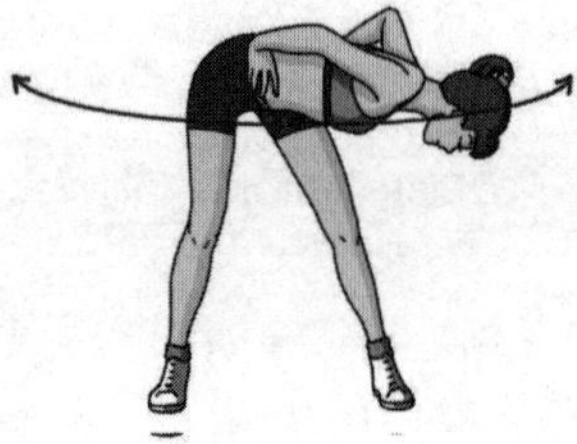

Exercice 1 : bras, épaules, dos

Balancés simultanés des bras de bas en haut

Pour les courageuses : 2 séries de 20 répétitions.

Pour les décontractées : 2 séries de 15 répétitions.

Pour tonifier

Exercice 2 : bas du dos, taille, cuisses

Passages du buste d'un côté et de l'autre

Pour les courageuses : 2 séries de 20 répétitions.

Pour les décontractées : 2 séries de 16 répétitions.

Pour tonifier

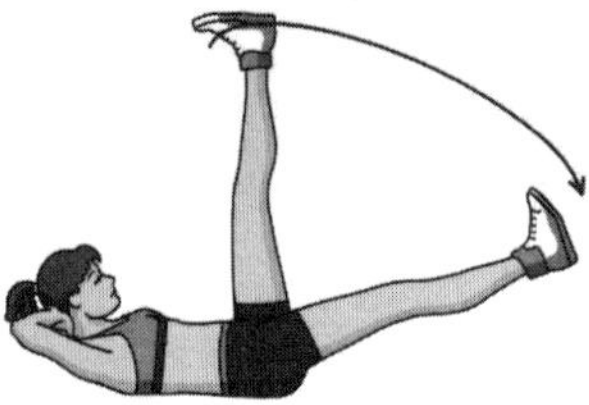

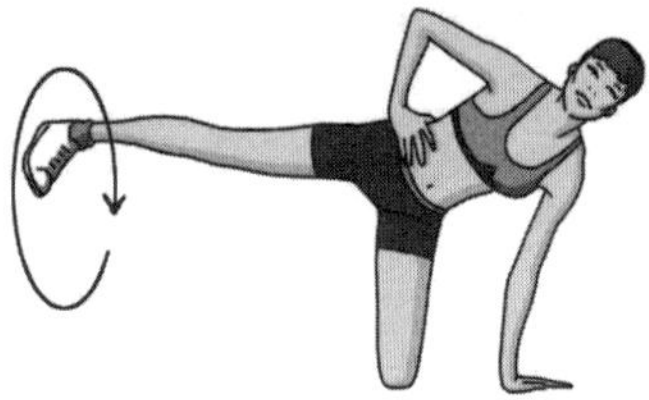

Exercice 3 : ventre, jambes

Grands battements d'une jambe

Pour les courageuses : 2 séries de 20 répétitions d'une jambe puis de l'autre.

Pour les décontractées : 2 séries de 15 répétitions d'une jambe puis de l'autre.

Pour tonifier

Exercice 4 : fessiers, jambes, cuisses

Petits cercles latéraux d'une jambe

Pour les courageuses : 2 séries de 15 répétitions dans un sens, puis 2 séries de 15 répétitions dans l'autre.

Pour les décontractées : 2 séries de 10 répétitions dans un sens, puis 2 séries de 10 répétitions dans l'autre.

Pour tonifier

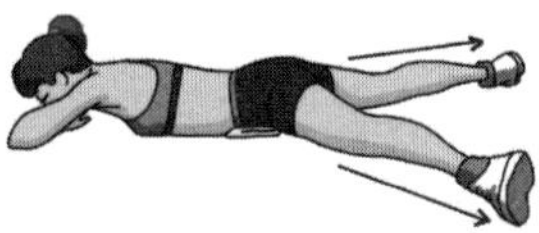

Exercice 5 : stretching dorsal et jambier

Étirement du dos et des jambes

Pour les courageuses et les décontractées : 3 postures.

Pour assouplir

❶ balancés simultanés des bras de bas en haut

↘ **Cibles : bras, épaules, dos**

➔ description

➔ Debout : élevez vos bras de l'arrière vers le haut.

➔ Travaillez à un rythme dynamique.

↘ **Suggestion :** vous pouvez réaliser cette technique avec de petits poids (ou un livre) dans chaque main lors de la seconde série.

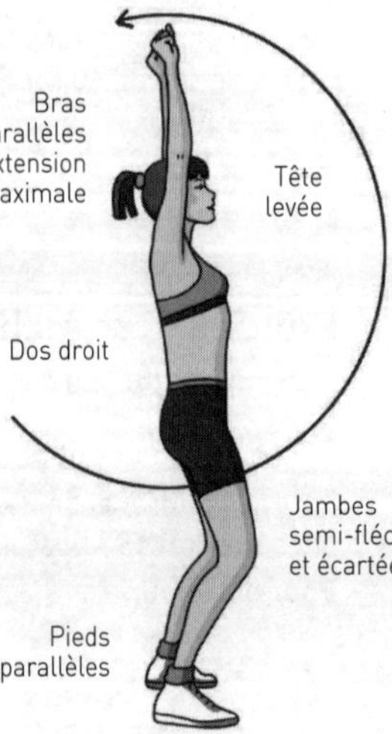

CONSEIL

Veillez à ne fléchir les bras à aucun moment et à ne pas prendre appui avec les mains sur les cuisses.

PETIT TEST/ QUESTION

À combien de décibels (dB) s'élève le niveau d'une conversation courante à un mètre environ ?

A ☐ 10
B ☐ 30
C ☐ 60

respiration

Inspirez par le nez en descendant les bras et expirez par la bouche en les montant.

répétitions

→ Pour les courageuses : 2 séries de 20 élévations des bras. Décontractez-vous 6 ou 8 secondes entre chaque série.

→ Pour les décontractées : 2 séries de 15 élévations des bras. Décontractez-vous 8 ou 10 secondes entre les séries.

variantes

→ Faites 2 séries de 20 élévations en fléchissant encore plus les jambes, lorsque les bras sont à la verticale.

→ Faites 2 séries de 20 élévations en tendant les jambes (en plaçant par sécurité le bassin en rétroversion) lorsque les bras sont à la verticale.

les bienfaits de l'exercice

Cet exercice active, de façon tonique et en souplesse, les bras, les avant-bras, les épaules et le dos. Il dynamise bien les masses musculaires et sa réalisation est agréable.

PETIT TEST/ RÉPONSE

Réponse au test : C à partir de 90 dB, les bruits sont nocifs (gros camion, mixer à 50 cm). En cas de bruit soudain, la protection du nerf auditif n'a pas le temps de jouer. Si le bruit dépasse 110 dB, il peut entraîner une surdité temporaire, voire définitive.
En tout cas, les personnes exposées longtemps à une intensité sonore élevée finissent par souffrir d'une diminution de l'ouïe. En France, près de quatre millions de personnes ont une déficience auditive due à des expositions trop fréquentes à des bruits intenses (boîtes de nuit, chantiers). En revanche, ce qui est étonnant, c'est que seuls 20 % des Français portent un appareil correcteur de l'audition.

2 passages du buste d'un côté et de l'autre

↘ **Cibles : bas du dos, taille, cuisses**

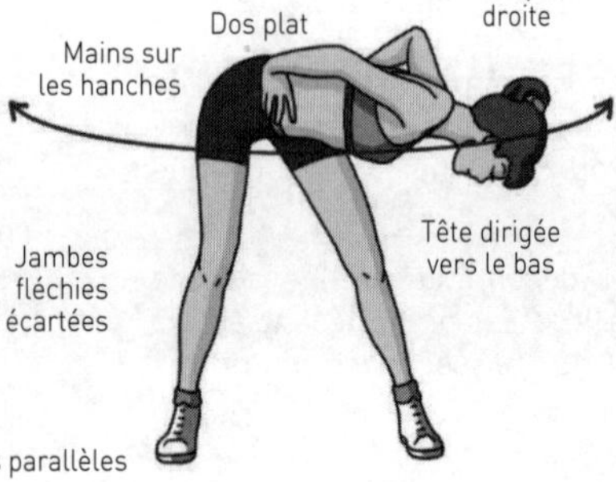

description

→ Debout : fléchissez le buste vers l'avant. Faites passer le buste de droite à gauche et de gauche à droite (sans le redresser), en conservant les jambes parfaitement immobiles, le dos bien plat et parallèle au sol.

→ Travaillez à un rythme assez lent.

CONSEIL

Veillez à placer le tronc au maximum sur les côtés afin de bien étirer les muscles latéraux.

PETIT TEST/ QUESTION

Qu'est-ce que l'ostéomalacie ?

A ☐ une déformation des os

B ☐ une déminéralisation des os

C ☐ une dégénérescence génétique osseuse

respiration

Inspirez par le nez et expirez par la bouche à un rythme régulier.

répétitions

- Pour les courageuses : 2 séries de 20 passages de droite à gauche et de gauche à droite. Décontractez-vous 4 ou 5 secondes entre les séries.
- Pour les décontractées : 2 séries de 16 passages de droite à gauche et de gauche à droite. Décontractez-vous 7 ou 8 secondes entre les séries.

variantes

- Faites 2 séries de 20 passages de droite à gauche et de gauche à droite avec les jambes tendues.
- Faites 2 séries de 20 passages de droite à gauche et de gauche à droite avec les bras en croix (épaules étirées au maximum vers l'arrière).

les bienfaits de l'exercice

Il renforce la tonicité des muscles lombaires, améliore également la souplesse du bas du dos et permet de raffermir les muscles des cuisses (quadriceps). Si l'exercice est correctement réalisé (en amplitude maximale), il assouplit aussi les muscles latéraux de la taille (grand et petit obliques).

PETIT TEST/ RÉPONSE

Réponse au test : B
L'ostéomalacie est une déminéralisation des os due entre autres à une carence en vitamine D et équivalente chez l'adulte au rachitisme. Une absence totale de soleil entrave la production de la vitamine D et engendre l'ostéomalacie. Cette maladie concerne essentiellement les femmes de plus de 50 ans qui ne s'exposent jamais au soleil ou qui ont une carence en vitamine D à cause de leur alimentation. Les personnes âgées qui ne sortent plus en souffrent également. Elle se traduit par des douleurs, voire des fractures.
Un traitement à base de calcium et de vitamines D y remédie dans un délai plus ou moins long.

3 grands battements d'une jambe

↘ **Cibles : ventre, jambes**

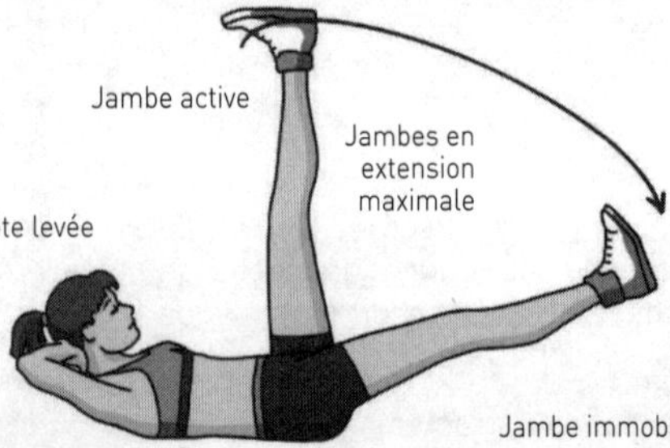

description

→ Allongée sur le dos, jambes à la verticale : abaissez une jambe en gardant l'autre immobile.

→ Si vous contractez bien les abdominaux, vous pouvez descendre la jambe assez bas. Si vous n'avez pas fait de sport depuis longtemps, abaissez-la uniquement jusqu'à 45°. Si vous êtes entraînée (et motivée…), vous pouvez porter des lests aux chevilles de 0,5 kg ou 1 kg lors de la seconde série.

→ Travaillez à votre rythme.

CONSEIL

Veillez à contracter en permanence vos muscles abdominaux pour une meilleure efficacité et à avoir toujours le bas du dos en contact avec le sol.

respiration

Inspirez par le nez en redescendant la jambe. Expirez par la bouche en la remontant.

répétitions

→ Pour les courageuses : 2 séries de 20 battements d'une jambe puis 2 séries de 20 battements de l'autre. Décontractez-vous 4 ou 5 secondes entre les séries.

→ Pour les décontractées : 2 séries de 15 battements d'une jambe puis 2 séries de 15 battements de l'autre. Décontractez-vous 7 ou 8 secondes entre les séries.

variantes

→ Pour chaque jambe, faites 2 séries de 20 battements d'une jambe en intercalant 4 battements rapides et 4 lents.

→ Pour chaque jambe, faites 2 séries de 20 battements d'une jambe en intercalant un petit battement et un grand.

les bienfaits de l'exercice

Renforçant la sangle abdominale, il est connu pour son efficacité à tonifier rapidement le ventre. Il est donc recommandé dans le cadre des cours post-accouchement.

PETIT TEST

Quelle plante est fortement recommandée pour l'équilibre nerveux ?
A ☐ le fenouil **B** ☐ le houblon **C** ☐ la bourdane

Réponse au test : B.
Le houblon a été introduit au XIIe siècle. Il est surtout cultivé en Alsace et sert à la préparation de la bière. Dans certains pays nordiques, ils sont mis dans les oreillers des enfants afin d'améliorer leur sommeil. Les cônes contiennent en effet une huile essentielle volatile réputée pour ses propriétés sédatives et hypnotiques. On dit aussi que le houblon diminue l'anxiété et certaines formes de dépression. Il contient également des phytoestrogènes. Le houblon peut être absorbé sous forme de gélule en respectant bien la posologie recommandée.

4 petits cercles latéraux d'une jambe

↘ Cibles : fessiers, jambes, cuisses

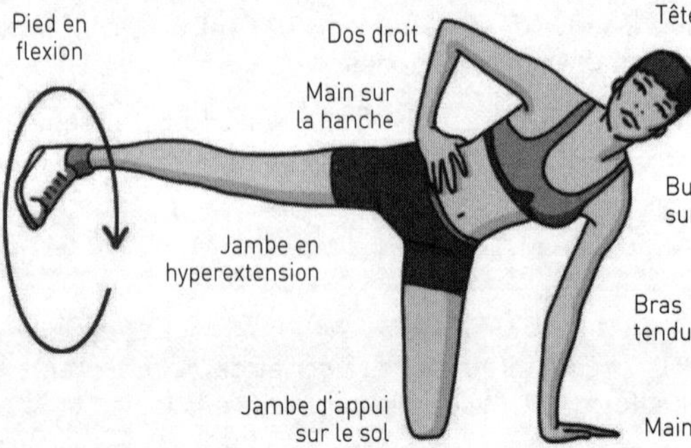

➔ description

→ À genoux, jambes écartées : basculez le corps sur un côté. Prenez appui sur le sol avec la main, puis élevez la jambe opposée. Faites ainsi de petits cercles avec cette jambe.

→ Travaillez à votre rythme, le plus régulièrement possible.

↘ **Suggestion :** si vous vous sentez en forme, vous pouvez porter des lests (de 0,5 kg ou 1 kg) aux chevilles lors de la seconde série.

➔ respiration

Inspirez par le nez et expirez par la bouche à votre convenance.

CONSEIL

Veillez à conserver le dos droit et les épaules étirées vers l'arrière.

PETIT TEST/ QUESTION

Qu'est-ce que la maladie de Ménière ?

A ☐ une infection de l'oreille interne

B ☐ une maladie de la moelle épinière

C ☐ une infection du système nerveux

➔ répétitions

→ Pour les courageuses : 2 séries de 15 petits cercles dans un sens, puis 2 séries de 15 petits cercles dans l'autre. Décontractez-vous 5 à 6 secondes entre les séries.

→ Pour les décontractées : 2 séries de 10 petits cercles dans un sens, puis 2 séries de 10 petits cercles dans l'autre. Décontractez-vous 8 à 10 secondes entre les séries.

➔ variantes

→ Faites 2 séries de 15 cercles dans un sens, puis 2 séries de 15 cercles dans l'autre, avec les orteils dirigés vers le haut.

→ Faites 2 séries de 30 cercles, en alternant un sens et l'autre, pour chaque jambe, le plus lentement possible (c'est efficace mais c'est aussi assez physique).

➔ les bienfaits de l'exercice

Cet exercice raffermit les fessiers et l'intérieur des cuisses, tonifie les cuisses, contracte en partie les muscles abdominaux, améliore la notion d'équilibre.

PETIT TEST/ RÉPONSE

Réponse au test : A
La maladie de Ménière est une infection due à une présence excessive de liquide dans l'oreille interne, dont l'origine reste inconnue. Elle peut concerner soit une seule oreille, soit les deux. Elle se manifeste, en règle générale, par un vertige accompagné de nausées et quelquefois de vomissements. Une crise peut durer peu de temps, plusieurs heures ou plusieurs années, et le patient peut souffrir d'une baisse de l'audition accompagnée de bourdonnements d'oreilles. Une impression de déséquilibre permanent peut également caractériser cette maladie. Le spécialiste conseille le plus souvent des médicaments antivertige.

5 étirement du dos et des jambes

↘ **Stretching dorsal**

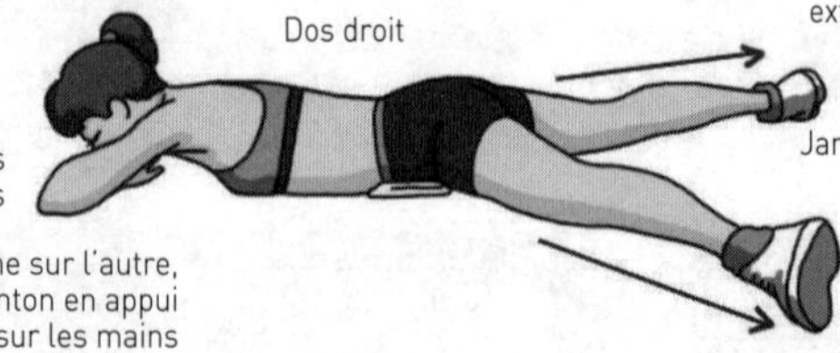

description

→Allongée sur le ventre : étirez au maximum les jambes. Maintenez l'étirement maximal pendant 12 secondes. Relâchez ensuite complètement.

↘ **Suggestion :** placez une serviette roulée sous la taille pour éviter tout risque de cambrure lombaire.

CONSEIL
Veillez à étirer symétriquement les jambes.

respiration

Inspirez par le nez et expirez par la bouche le plus lentement possible.

répétitions

Pour les courageuses et les décontractées : 3 postures de 12 secondes chacune. Décontractez-vous 10 à 12 secondes entre chaque posture.

➔ variantes

→Faites 3 postures en prenant appui sur le sol avec les orteils.

→Faites 3 postures avec les bras écartés de façon égale.

➔ les bienfaits de l'exercice

Cette technique de stretching est classique. Elle permet à la fois d'étirer le dos et d'améliorer l'écart des jambes.

PETIT TEST

Quelle est la plante qui a la réputation de calmer la toux, d'adoucir la gorge et de réduire les enrouements ?

A ☐ le coquelicot **B** ☐ l'espargoute **C** ☐ la mauve

Réponse au test : C

La mauve, plante qui pousse dans toute l'Europe et dans le nord de l'Asie, possède des propriétés anti-inflammatoires et antitussives. Elle adoucit les voies respiratoires. Dans le cadre d'une inflammation due à une bronchite par exemple, elle a un effet calmant. De plus, ses mucillages atténuent les effets de la colite (inflammation du côlon). Mais la mauve est surtout connue pour adoucir la gorge, réduire les enrouements, calmer les laryngites et faire diminuer l'inflammation rhinopharyngée.

semaine 4

Vous pouvez être fière de vous et commencer à vous sentir en forme plus souvent. Ces quelques minutes par jour que vous vous consacrez sont un investissement capital pour l'avenir de votre corps, et il est certain que vous vous en féliciterez plus tard. Encore bravo !

programme du lundi en 15 minutes

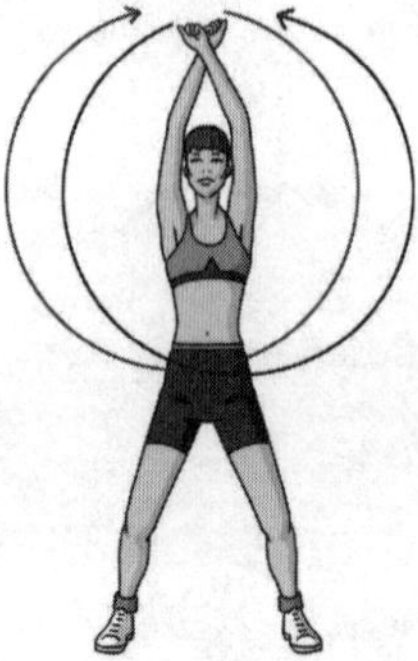

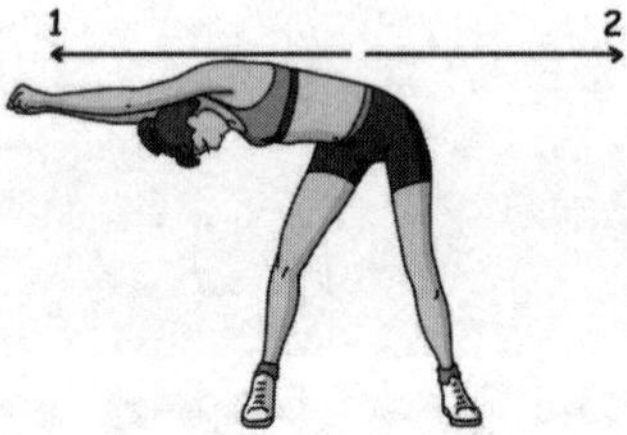

Exercice 1 : bras, épaules, dos

Cercles des bras devant soi

Pour les courageuses : 2 séries de 20 répétitions dans un sens, puis 2 séries de 20 répétitions dans l'autre.

Pour les décontractées : 2 séries de 15 répétitions dans un sens, puis 2 séries de 15 répétitions dans l'autre.

Pour tonifier

Exercice 2 : taille, bras, dos

Passages du buste de droite à gauche

Pour les courageuses : 2 séries de 12 enchaînements.

Pour les décontractées : 2 séries de 8 enchaînements.

Pour tonifier

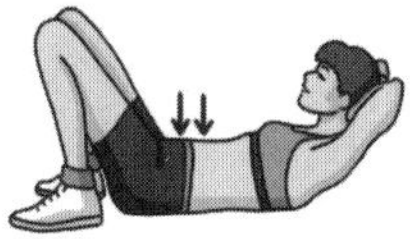

Exercice 3 : abdominaux

Contractions isométriques abdominales

Pour les courageuses : 2 séries de 10 répétitions.

Pour les décontractées : 2 séries de 8 répétitions.

Pour tonifier

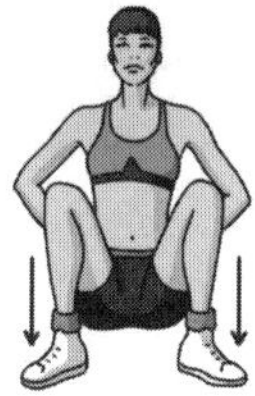

Exercice 4 : jambes, fessiers

Flexions complètes des jambes

Pour les courageuses : 3 séries de 10 répétitions.

Pour les décontractées : 2 séries de 8 répétitions.

Pour tonifier

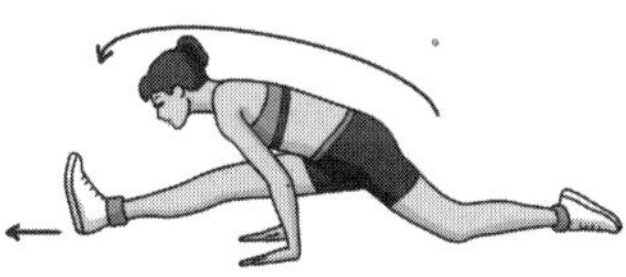

Exercice 5 : stretching des jambes

Flexions du buste sur la jambe

Pour les courageuses et les décontractées : 4 postures alternées.

Pour assouplir

❶ cercles des bras devant soi

↘ **Cibles : bras, épaules, dos**

➔ description

→ Debout : réalisez des cercles croisés devant vous avec les bras.

→ Travaillez à votre rythme.

↘ **Suggestion :** vous pouvez utiliser de petits poids (de 0,5 kg ou 1 kg) lors de la seconde série.

CONSEIL

Veillez à hausser les épaules lorsque les bras sont à la verticale, et à étirer au maximum les épaules vers l'arrière lorsque les bras sont à l'horizontale.

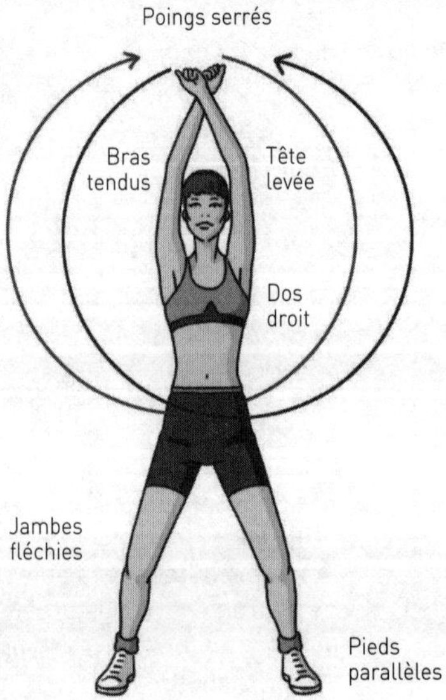

Poings serrés
Bras tendus
Tête levée
Dos droit
Jambes fléchies
Pieds parallèles

PETIT TEST/ QUESTION

De quoi sont essentiellement constitués les dents et les os ?

A ☐ magnésium, calcium, sels minéraux

B ☐ magnésium, calcium

C ☐ sels minéraux, calcium

respiration

Inspirez par le nez en descendant les bras. Expirez par la bouche en les montant.

répétitions

→ Pour les courageuses : 2 séries de 20 cercles simultanés des bras dans un sens, puis 2 séries de 20 cercles dans l'autre. Décontractez-vous 4 ou 5 secondes entre chaque série.

→ Pour les décontractées : 2 séries de 15 cercles simultanés des bras dans un sens, puis 2 séries de 15 cercles dans l'autre. Décontractez-vous 7 ou 8 secondes entre chaque série.

variantes

→ Faites 2 séries de 15 cercles dans un sens, puis 2 séries dans l'autre, en maintenant les bras immobiles 3 secondes à la verticale.

→ Faites 2 séries de 15 cercles dans un sens, puis 2 séries de 15 cercles dans l'autre, en penchant le corps à droite et à gauche, en alternance.

les bienfaits de l'exercice

Excellente mise en route physique, cette technique tonifie l'ensemble de la masse musculaire dorsale, tout en assouplissant les épaules.

PETIT TEST/ RÉPONSE

Réponse au test : A
Les os et les dents sont constitués en partie par des sels minéraux, du calcium et du magnésium.
Le corps contient divers minéraux sous forme d'ions issus de l'alimentation. Ils ne sont ni fournis ni détruits par l'organisme. D'après les spécialistes, ces ions ont un rôle au niveau des divers métabolismes.
Ainsi, on trouve du sodium, du calcium, du fer, du potassium, du magnésium, du lithium, du fluor, de l'iode, du cuivre, du cobalt.
Leur insuffisance peut provoquer des affections, mais sans symptômes très marqués car les carences mettent beaucoup de temps à se manifester.

2 passages du buste de droite à gauche

↘ **Cibles : taille, bras, dos**

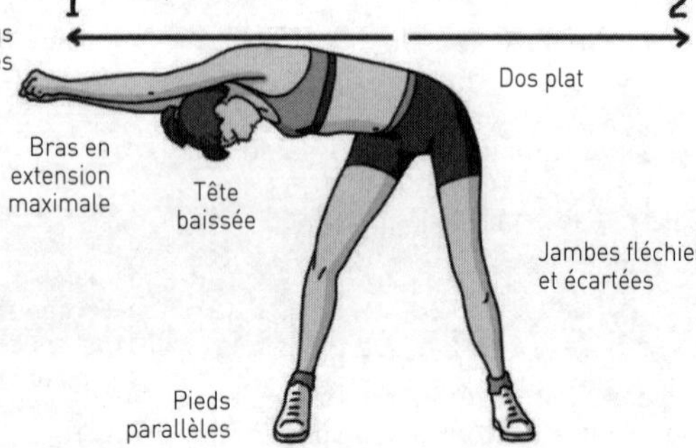

description

→ Debout : faites passer le buste de droite à gauche sans le relever (conservez les bras dans le prolongement du buste en permanence).

→ Travaillez lentement.

CONSEIL

Veillez à avoir le dos parfaitement parallèle au sol, lors de la flexion du buste.

PETIT TEST/ QUESTION

Combien de vitamines hydrosolubles existe-t-il ?

A ☐ 11
B ☐ 13
C ☐ 9

respiration

Inspirez par le nez et expirez par la bouche à votre convenance.

répétitions

→Pour les courageuses : 2 séries de 12 passages droite, gauche et inversement. Décontractez-vous 4 ou 5 secondes entre les séries.

→Pour les décontractées : 2 séries de 8 passages droite, gauche et inversement. Décontractez-vous 7 ou 8 secondes entre les séries.

variantes

→Faites 2 séries de 8 passages droite, gauche et inversement en essayant de rester en équilibre sur les orteils (travaillez devant une glace).

→Faites 2 séries de 12 passages droite, gauche et inversement en tendant les jambes à chaque passage.

les bienfaits de l'exercice

Cet exercice requiert une maîtrise du corps, un minimum de concentration et une certaine perception du corps dans l'espace. Il tonifie le bas du dos, assouplit la taille, fait travailler en isométrie les muscles des fessiers et des cuisses.

PETIT TEST/ RÉPONSE

Réponse au test : C
La vitamine B1 que l'on trouve dans les céréales complètes et les fruits, la vitamine B2 dans la viande, les abats, les laitages, la vitamine PP ou B3 dans les poissons gras, le foie, le lapin, le porc, la volaille, la vitamine B5 dans les champignons, la viande, les abats, les œufs, les cacahuètes, la vitamine B6 dans les poissons, le poulet, les œufs, les pommes de terre, les épinards, la vitamine B8 qui se trouve dans les laitages, les fruits et légumes secs, les flocons d'avoine, la vitamine B9 dans les céréales, les bananes, les tomates, les œufs, la vitamine B12 dans la viande, les abats, les œufs, le poisson, la vitamine C dans les fruits, le cresson, les pommes de terre, le chou.

3 contractions isométriques abdominales

↘ **Cibles : abdominaux**

description

→ Allongée sur le dos : contractez l'ensemble de vos muscles abdominaux pendant 8 secondes. Relâchez-vous totalement en reposant la tête sur le sol et en ayant les bras le long du corps pendant 8 secondes avant de recommencer.

→ Travaillez à votre rythme.

CONSEIL

Veillez à coller au maximum les lombaires sur le sol.

respiration

Inspirez par le nez avant la contraction et expirez par la bouche pendant toute la contraction musculaire.

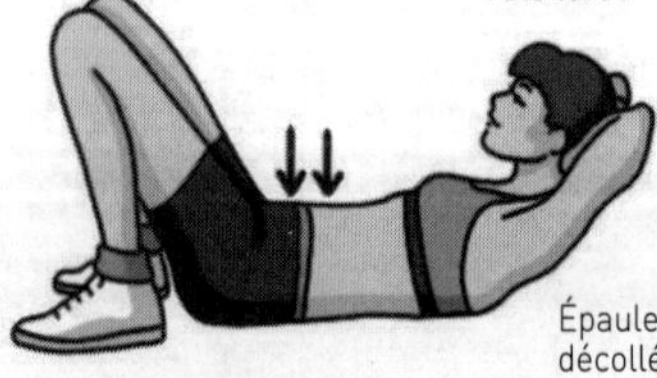

➔ répétitions

→Pour les courageuses : 2 séries de 10 contractions.

→Pour les décontractées : 2 séries de 8 contractions.

➔ variantes

→Faites 2 séries de 10 contractions de 8 secondes chacune avec une jambe tendue à la verticale (le pied en flexion).

→Faites 2 séries de 10 contractions de 8 secondes chacune avec les jambes tendues et écartées le plus possible.

➔ les bienfaits de l'exercice

Le travail abdominal en contraction isométrique retrouve sa notoriété. On recommence à le pratiquer dans les cours collectifs. Cette forme de travail est complémentaire de la méthode dynamique des autres exercices d'abdominaux.

PETIT TEST

Quelles vitamines contient le chou ?
A ☐ C, B1, B2 **B** ☐ B1, B2, B6 **C** ☐ D, B2, B6

Réponse au test : B
Le chou contient les vitamines B1, B2, B6, ainsi que les éléments suivants : vitamine C, K, soufre, calcium, fer, phosphore, potassium, magnésium, chrome, cobalt, manganèse, zinc, bêta-carotène, fibres. Consommer le chou (ainsi que les choux de Bruxelles, le chou-fleur, les brocolis) en association avec la vitamine C, le magnésium, le chrome, le cobalt, le zinc ou le manganèse est recommandé si l'on désire perdre du poids, car leur association aide à l'élimination de l'eau et donc aide à éliminer œdème et cellulite. Bien sûr, cela concerne la rétention d'eau et non la graisse pure, mais si on persévère pendant une période assez longue, on constate une légère amélioration !

---

4 flexions complètes des jambes

↘ **Cibles : jambes, fessiers**

➔ description

→ Debout : réalisez des flexions complètes des jambes sans pencher le buste vers l'avant.

→ Travaillez à votre rythme lors de la première série, à un rythme rapide lors de la deuxième et, le cas échéant, lentement lors de la dernière.

↘ **Suggestion :** vous pouvez prendre appui avec une main sur un meuble.

➔ respiration

Inspirez par le nez pendant que vous descendez le corps. Expirez par la bouche quand vous le remontez.

CONSEIL

Veillez à ne pas décoller les talons du sol, quitte à descendre moins bas.

PETIT TEST/ QUESTION

Quelle est la quantité journalière de calcium recommandée à un adulte pour pallier l'ostéoporose ?

A ☐ 900 à 1 000 mg
B ☐ 700 à 800 mg
C ☐ 500 à 600 mg

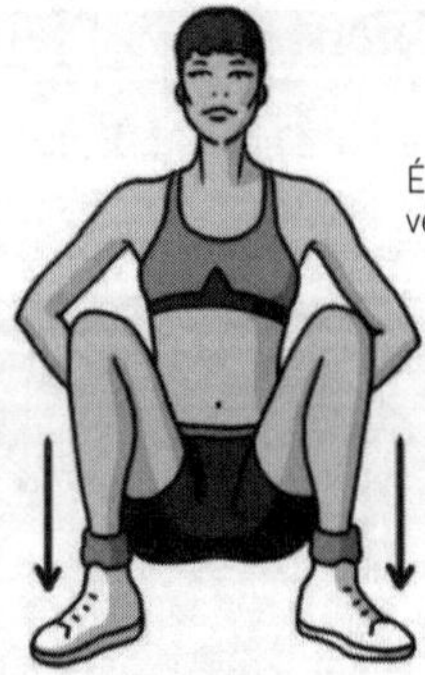

répétitions

→Pour les courageuses : 3 séries de 10 flexions. Décontractez-vous une vingtaine de secondes entre chaque série.

→Pour les décontractées : 2 séries de 8 flexions alternées. Décontractez-vous une vingtaine de secondes entre chaque série.

variantes

→Faites 3 séries de 10 flexions complètes en décollant les talons du sol.

→Faites 3 séries de 10 flexions complètes en alternant deux flexions rapides et deux lentes.

les bienfaits de l'exercice

Cet exercice classique constitue une base de la culture physique traditionnelle. Il est connu pour son efficacité à renforcer les muscles fessiers, les cuisses, les mollets et les chevilles. Il est pratiqué dans le cadre des cours de préparation au ski ou d'échauffement en vue d'un match de tennis, car il améliore également le système cardio-pulmonaire.

PETIT TEST/ RÉPONSE

Réponse au test : B
700 à 800 mg de calcium seraient nécessaires à un adulte par jour pour prévenir l'ostéoporose. Le calcium le plus assimilable se trouve dans le lait et ses dérivés, tels les crèmes, les yogourts, etc. En effet, rien qu'un litre de lait contient 1 g de calcium.
Les spécialistes conseillent à la femme enceinte ou ménopausée d'augmenter sa ration quotidienne de calcium (jusqu'à 2 000 mg par jour).
Le gruyère contient 1 010 mg de calcium pour 100 g. Le calcium se trouve aussi dans les fruits secs, les légumes verts et l'eau du robinet ou les eaux minérales, telles Vittel, Contrex...

5 flexions du buste sur la jambe

↘ **Stretching des jambes**

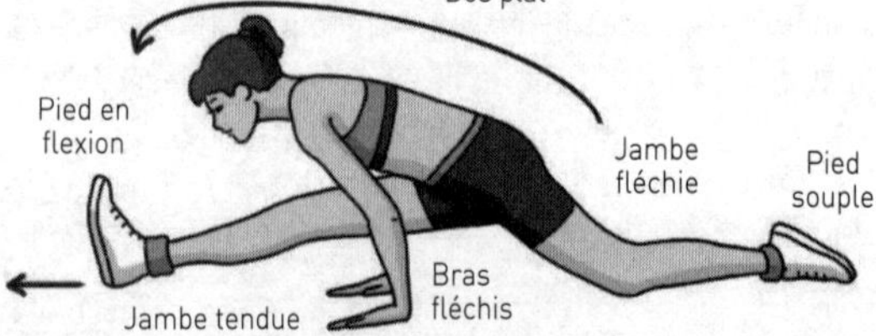

description

→ Debout, pliez une jambe sur le sol, tout en gardant l'autre tendue. Fléchissez le buste au-dessus de la jambe tendue, tout en écartant celle-ci de l'autre au maximum vers l'avant pendant 12 secondes.

↘ **Suggestion :** si vraiment vous avez peur de manquer d'équilibre, vous pouvez prendre appui sur le sol avec les mains de chaque côté du corps.

CONSEIL

Veillez à conserver le dos plat en permanence.

respiration

Inspirez par le nez et expirez par la bouche le plus lentement possible.

répétitions

Pour les courageuses et les décontractées : 4 postures alternées de 12 secondes chacune. Décontractez-vous 4 ou 5 secondes entre chaque posture.

variantes

→ Faites 4 postures alternées de 8 secondes en entrelaçant les doigts devant vous (bras tendus parallèles au sol) au lieu de prendre appui à terre.

→ Faites 4 postures alternées en gardant la plante du pied de la jambe avant sur le sol.

les bienfaits de l'exercice

Cette technique de stretching étire le dos en profondeur tout en améliorant l'écart antéro-postérieur des jambes.

PETIT TEST

Quelle est la valeur maximale théorique de la durée de vie d'un être humain ?

A ☐ 130 ans
B ☐ 120 ans
C ☐ 110 ans

Réponse au test : B
Différents facteurs interviennent dans la longévité, tels l'hygiène de vie, le patrimoine génétique, le contexte, le climat, etc. Ainsi, si toutes les conditions favorables étaient réunies, on pourrait théoriquement atteindre des âges plus élevés que ceux constatés actuellement.

programme du mardi en 15 minutes

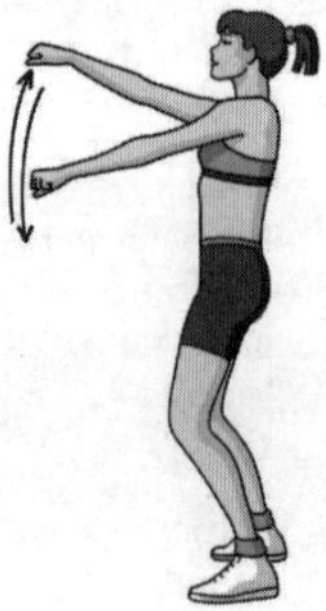

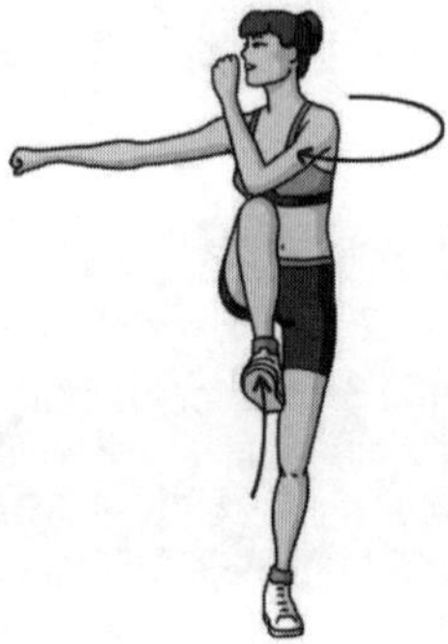

Exercice 1: bras, épaules

Battements des bras devant soi

Pour les courageuses : 3 séries de 15 répétitions.

Pour les décontractées : 3 séries de 10 répétitions.

Pour tonifier

Exercice 2 : taille, extérieur des cuisses

Touchés du genou avec le coude opposé

Pour les courageuses : 3 séries de 16 répétitions alternées.

Pour les décontractées : 3 séries de 12 répétitions alternées.

Pour tonifier

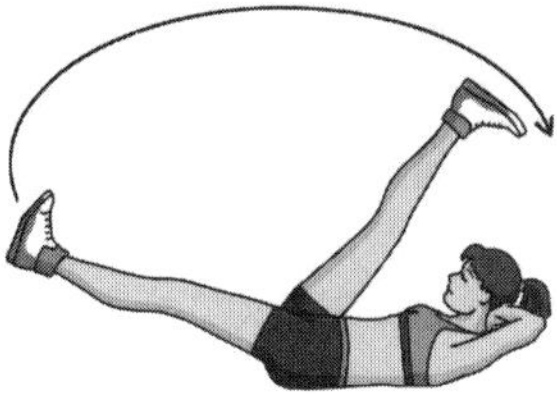

Exercice 3 : abdominaux latéraux et faciaux

Ramenés alternés des jambes vers l'épaule droite et l'épaule gauche

Pour les courageuses : 2 séries de 20 répétitions alternées.

Pour les décontractées : 2 séries de 16 répétitions alternées.

Pour tonifier

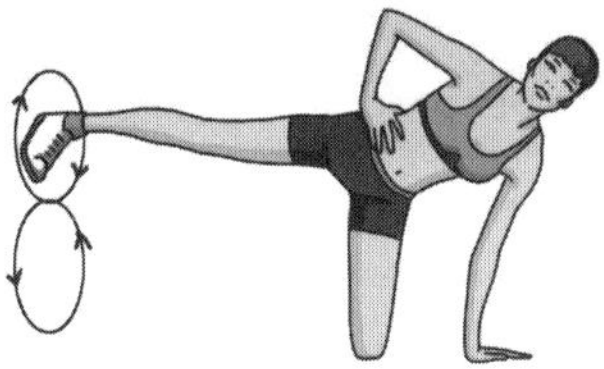

Exercice 4 : fessiers, cuisses, jambes

Séries de huit avec une jambe

Pour les courageuses : 2 séries de 8 répétitions dans un sens, puis la même chose dans l'autre.

Pour les décontractées : 2 séries de 6 répétitions dans un sens, puis la même chose dans l'autre.

Pour tonifier

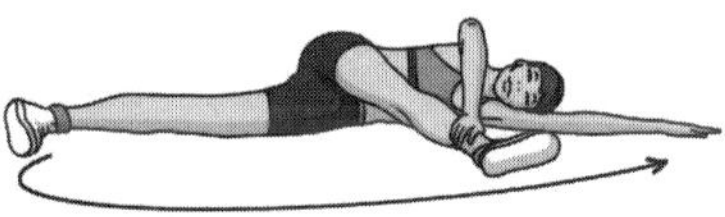

Exercice 5 : stretching des jambes

Ramenés de la jambe vers le visage

Pour les courageuses et les décontractées : 3 postures de chaque jambe.

Pour assouplir

1 battements des bras devant soi

↘ **Cibles : bras, épaules**

description

→ Debout : réalisez des battements de moyenne amplitude des bras devant vous.

→ Travaillez à votre rythme lors de la première série, puis lentement ensuite.

↘ **Suggestion :** si vous vous sentez en forme : n'hésitez pas à tenir des petits poids de 0,5 kg ou de 1 kg, ou des livres, lors de la seconde série.

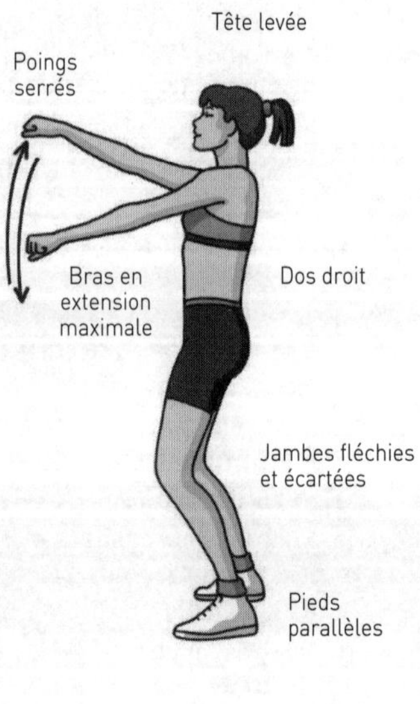

CONSEIL

Veillez à étirer vos épaules devant vous (c'est l'inverse des précédentes techniques de bras).

PETIT TEST/ QUESTION

Combien de calories pour 100 g apporte le beurre ?

A ☐ 600
B ☐ 800
C ☐ 750

respiration

Inspirez par le nez et expirez par la bouche à votre convenance.

répétitions

→ Pour les courageuses : 3 séries de 15 battements. Décontractez-vous 4 ou 5 secondes entre chaque série.

→ Pour les décontractées : 3 séries de 10 battements. Décontractez-vous 7 ou 8 secondes entre chaque série.

variantes

→ Faites 2 séries de 15 battements d'un bras (en gardant l'autre immobile), puis 2 séries de 15 battements de l'autre bras.

→ Faites 4 séries de 15 battements alternés des bras, en effectuant une série à un rythme lent et une série à un rythme rapide.

les bienfaits de l'exercice

Cette technique simple tonifie les épaules et les bras. L'effet de raffermissement est ressenti dès l'arrêt de l'exercice. Ce mouvement est à la portée de toutes et on peut en augmenter la difficultén soit en travaillant plus lentement, soit en tenant des poids de plus en plus lourds, soit en combinant les deux.

PETIT TEST/ RÉPONSE

Réponse au test : C
Le beurre apporte en moyenne 750 calories pour 100 g. Il contient 5 % d'acides gras saturés, 3 % d'acides gras essentiels et 250 mg environ de cholestérol.
Il renferme la vitamine A liposoluble (1 %), très peu de protides et de glucides (ils ne dépassent pas 1 g) et peu de sodium : 10 mg. Cet aliment est déconseillé aux personnes ayant du cholestérol ou présentant un surplus pondéral.
Il est préférable de cuisiner à l'huile d'olive et de ne pas supprimer les lipides, en raison des vitamines liposolubles qu'ils contiennent, notamment la vitamine A, nécessaire à la peau.

2 touchés du genou avec le coude opposé

↘ **Cibles : taille, extérieur des cuisses**

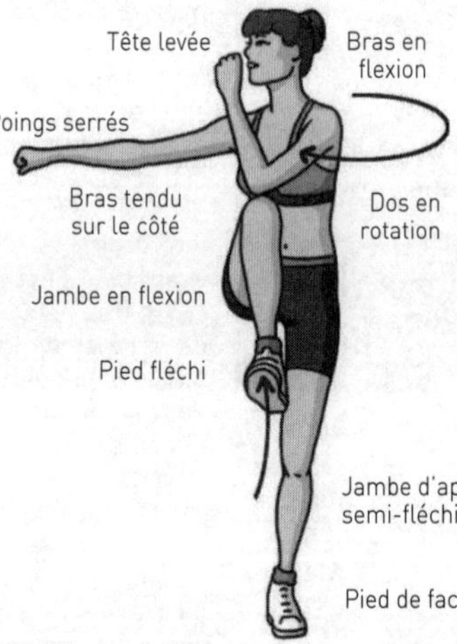

CONSEIL

Veillez à monter le genou le plus haut possible vers l'épaule opposée. Ne penchez pas le buste vers l'avant : il doit rester droit.

PETIT TEST/ QUESTION

Combien de kilos de chocolat un Français consomme-t-il en moyenne chaque année ?

A ☐ 4 kg
B ☐ 6 kg
C ☐ 8 kg

➔ description

→ Debout, jambes légèrement écartées : touchez le genou avec le coude opposé, en gardant le buste de face.

→ Travaillez à votre rythme lors de la première série, puis lentement lors de la deuxième, et enfin rapidement lors de la dernière.

respiration

Inspirez par le nez en redescendant la jambe. Expirez par la bouche en montant le genou.

répétitions

- Pour les courageuses : 3 séries de 16 mouvements alternés. Pensez à vous décontracter 4 ou 5 secondes entre chaque série.
- Pour les décontractées : 3 séries de 12 mouvements alternés. Pensez à vous décontracter 7 ou 8 secondes entre chaque série.

variantes

- Faites 3 séries de 16 touchés pied-genou (touchez le pied droit avec le genou gauche et inversement) alternés au lieu de 16 touchés coude-genou.
- Faites 3 séries de 16 touchés coude-genou alternés avec la jambe d'appui tendue.

les bienfaits de l'exercice

Cet exercice (qui fait partie des chorégraphies de fitness) améliore la coordination, l'équilibre, et constitue une autre façon de travailler les muscles de la taille en les étirant et en les tonifiant.

PETIT TEST/ RÉPONSE

Réponse au test : B
Un Français consomme environ 6 kg de chocolat par an, alors qu'un Suisse en consomme 9. Cet aliment très énergétique contient en moyenne 60 g de glucides, 25 g de lipides et 7 g de protides, ainsi que du calcium, du potassium, du magnésium. Contrairement à ce qui se dit communément, le chocolat n'est que rarement la cause d'allergies. Ce sont plutôt son excès de consommation ou sa mauvaise qualité (excès de lipides, par exemple) qui créent des sensations d'intolérance.
Le chocolat a la réputation de déstresser et d'être un peu euphorisant. Il ne faut pas oublier non plus qu'à l'instar du thé ou du café, il contient de la théobromine.

3 ramenés alternés des jambes vers l'épaule droite et l'épaule gauche

↘ **Cibles : abdominaux latéraux et faciauxs**

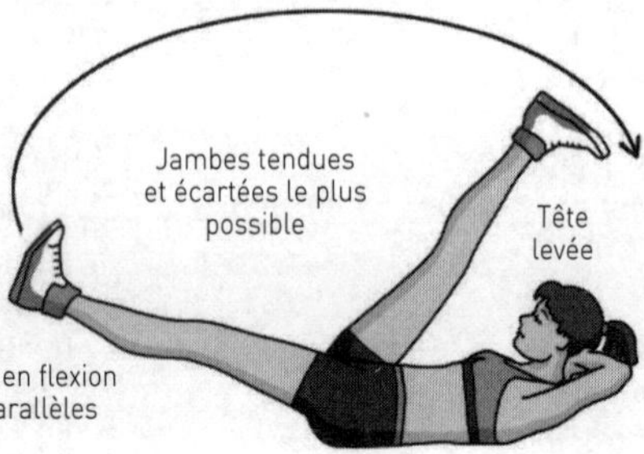

description

→ Allongée sur le dos, jambes en élévation : ramenez les jambes en alternance vers l'épaule gauche et vers l'épaule droite sans modifier l'écart des jambes, en conservant le buste relevé au maximum et le plus immobile possible.

→ Travaillez à votre rythme.

↘ **Suggestion :** vous pouvez également, si vous avez le dos fragile, réaliser la technique avec les poings sous les fessiers et la tête au repos sur le sol. Si vous êtes plus entraînée, vous pouvez travailler avec des lests de 0,5 ou 1 kg aux chevilles lors de la seconde série.

CONSEIL

Veillez à ne pas avoir les jambes vers l'arrière, afin d'éviter toute cambrure lombaire.

PETIT TEST/
QUESTION

Quelle quantité d'eau le corps perd-il chaque jour ?

A ☐ de 0,25 à 0,50 l
B ☐ de 1 à 1,25 l
C ☐ de 0,5 à 1 l

les bienfaits de l'exercice

Cette technique permet d'exercer les muscles latéraux (petit et grand obliques) et le muscle abdominal facial (grand droit).

respiration

Inspirez par le nez en ramenant les jambes à la position de départ. Expirez par la bouche en les ramenant vers l'épaule.

répétitions

→Pour les courageuses : 2 séries de 20 ramenés de jambes. Décontractez-vous 4 ou 5 secondes entre les séries.

→Pour les décontractées : 2 séries de 16 ramenés de jambes. Décontractez-vous 7 ou 8 secondes entre les séries.

variantes

• Faites 2 séries de 20 ramenés de jambes avec les jambes en semi-flexion.

• Faites 2 séries de 20 ramenés de jambes avec les jambes en extension.

PETIT TEST/ RÉPONSE

Réponse au test : C
Nous perdons chaque jour entre 0,5 et 1 l d'eau. L'activité physique et la chaleur accentuent ce phénomène.
Il importe de maintenir une certaine hydratation organique. En règle générale : 40 % de l'eau que l'on absorbe sont fournis par l'alimentation et 60 % par les boissons. Il convient d'adapter son apport hydrique au climat et à ses dépenses physiques : inutile de boire 2,5 l d'eau par jour en hiver si l'on est sédentaire : 1 l à 1,5 l suffit, en plus de l'apport d'eau des aliments. L'eau servant à éliminer les toxines, il importe de ne pas boire non plus moins d'un litre quotidiennement, car cela peut entraîner une élimination insuffisante de l'acide urique et de l'urée par les reins.

4 séries de huit avec une jambe

↘ Cibles : fessiers, cuisses, jambes

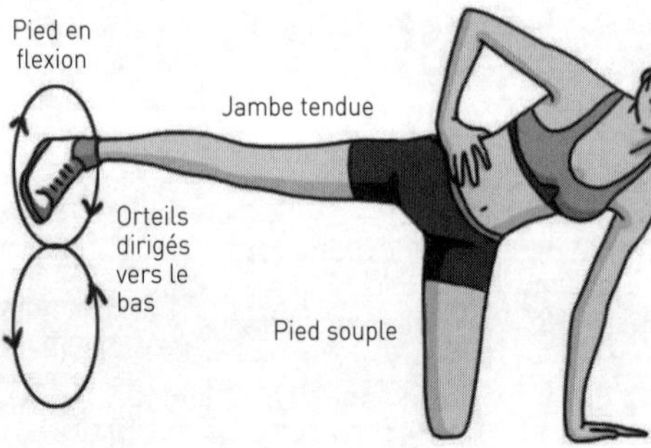

description

→ À genoux, élevez latéralement une jambe en prenant appui sur le sol avec la main opposée. Réalisez ainsi des huit avec cette jambe.

→ Travaillez le plus lentement possible.

↘ **Suggestion :** vous pouvez porter des lests aux chevilles de 0,5 kg ou 1 kg lors de la seconde série.

respiration

Inspirez par le nez en descendant la jambe et expirez par la bouche en remontant la jambe.

CONSEIL

Veillez à avoir la main, le genou et la jambe tendue sur le même axe.

PETIT TEST/ QUESTION

L'ail est recommandé pour :

A ☐ les troubles circulatoires légers, l'hypertension

B ☐ l'asthénie, les troubles circulatoires légers, l'ostéoporose

C ☐ l'arthrose, les jambes lourdes

➔ répétitions

- Pour les courageuses : 2 séries de 8 huit de chaque jambe dans un sens, puis 2 séries de 8 huit dans l'autre. Décontractez-vous 4 ou 5 secondes entre les séries.
- Pour les décontractées : 2 séries de 6 huit de chaque jambe dans un sens, puis 2 séries de 6 huit dans l'autre. Décontractez-vous 7 ou 8 secondes entre les séries.

➔ variantes

- Faites 2 séries de 8 huit de chaque jambe en alternant un petit huit avec un grand dans un sens, puis 2 séries dans l'autre.
- Faites 4 séries de 8 huit de chaque jambe en alternant un huit dans un sens et 1 huit dans l'autre.

➔ les bienfaits de l'exercice

Cet exercice met en action un grand nombre de fibres musculaires des muscles fessiers, ce qui est appréciable. Il permet l'acquisition de la fermeté fessière dans son ensemble.

PETIT TEST/ RÉPONSE

Réponse au test : A

Il est conseillé de consommer régulièrement de l'ail (si on le digère bien...) pour les troubles circulatoires légers, l'hypertension, et même comme prévention de l'athérosclérose. L'ail est issu des steppes d'Asie centrale. Il était déjà consommé dans l'égypte ancienne et était un aliment de grande renommée. De nombreuses études montrent que l'ail possède une action thérapeutique si on l'ajoute à de l'alliine (composé soufré). Il contribue ainsi à la baisse du cholestérol, ainsi qu'à celle des triglycérides. On dit qu'il est également hypotenseur et qu'il améliore l'activité sanguine. En résumé, à part l'haleine désagréable qu'il donne, c'est un aliment très intéressant.

5 ramenés de la jambe vers le visage

↘ **Stretching des jambes**

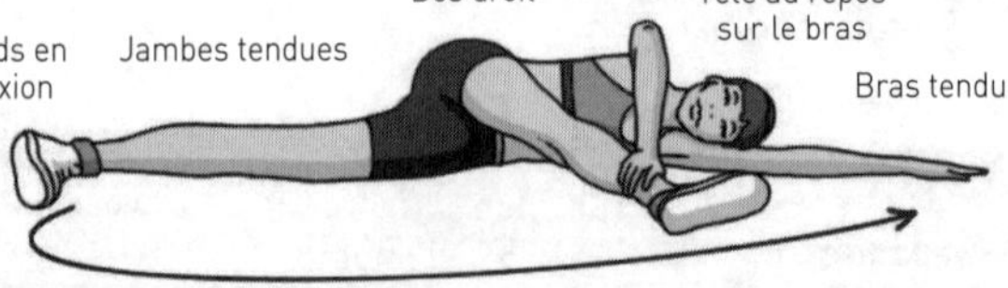
Bras replié maintenant la cheville
Dos droit
Tête au repos sur le bras
Pieds en flexion
Jambes tendues
Bras tendu

➔ description

Allongée sur le côté : ramenez la jambe supérieure vers le visage en gardant le dos dans l'axe du corps ; maintenez l'étirement maximal pendant 15 secondes.

CONSEIL

Veillez à bien ramener les orteils du pied en élévation vers le visage. Le pied n'est donc pas parallèle au sol.

➔ respiration

Inspirez par le nez et expirez par la bouche le plus lentement possible.

➔ répétitions

Pour les courageuses et les décontractées : 3 postures de chaque jambe. Décontractez-vous 7 ou 8 secondes entre les séries.

➔ variantes

→ Faites 3 postures de chaque jambe en ayant la jambe en repos sur le sol ramenée à 90° (avec le buste).

→ Faites 4 postures de chaque jambe avec le pied de la jambe élévatrice en extension.

➔ les bienfaits de l'exercice

Cette technique d'assouplissement des muscles adducteurs permet une progression rapide, dans une position confortable.

PETIT TEST

Qu'appelle-t-on un régime basses calories ?
A ☐ un régime hypocalorique de 1 200 à 1 600 calories
B ☐ un régime hypocalorique de 1 000 à 1 500 calories
C ☐ un régime hypocalorique de 500 à 1 500 calories

Réponse au test : A, B, C
Voici quelques principes qui peuvent vous aider : prendre trois ou quatre repas par jour à heures fixes, connaître la valeur calorique des aliments, ne pas sauter un repas, manger le plus lentement possible, éviter les grignotages, boire un verre d'eau avant le repas, ne pas se forcer, faire une petite pause de quelques minutes avant le fromage (ou le dessert), commencer les repas le plus souvent possible par une salade (peu assaisonnée), faire les courses après un repas et non avant, prendre des fruits au dessert, boire le café sans sucre, ne pas mettre de beurre à table, éviter les plats en sauce et le gras des viandes. Attention : un régime à 500 calories peut être dangereux !

---

programme du mercredi en 15 minutes

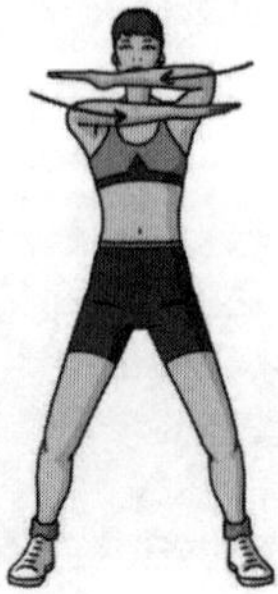

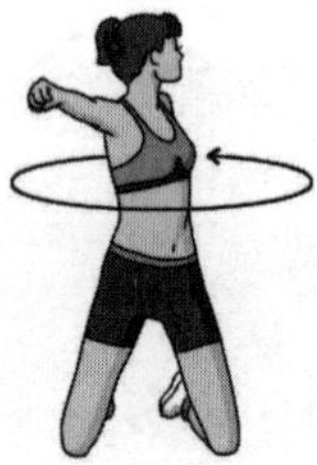

Exercice 1 : bras, haut du dos, épaules

Passages alternés dessus-dessous des avant-bras devant soi

Pour les courageuses : 2 séries de 30 répétitions alternées.

Pour les décontractées : 2 séries de 20 répétitions alternées.

Pour tonifier

Exercice 2 : taille

Rotations alternées du buste à genoux

Pour les courageuses : 2 séries de 20 répétitions alternées.

Pour les décontractées : 2 séries de 16 répétitions alternées.

Pour tonifier

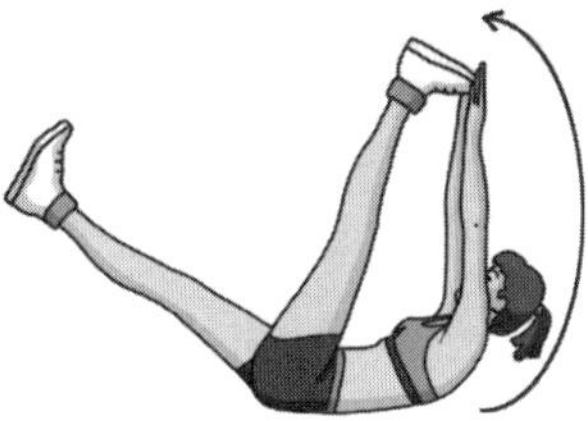

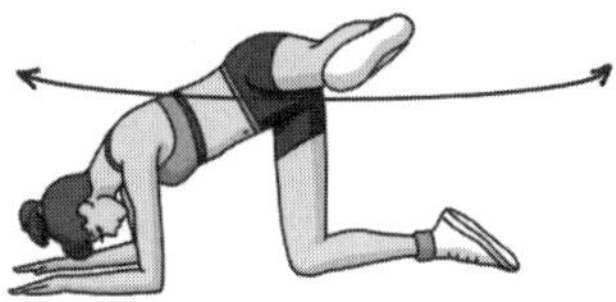

Exercice 3 : ventre, estomac

Touchés du pied avec les mains

Pour les courageuses : 3 séries de 12 répétitions alternées.

Pour les décontractées : 3 séries de 8 répétitions alternées.

Pour tonifier

Exercice 4 : fessiers, jambes, cuisses

Passages côté-arrière de la jambe

Pour les courageuses : 2 séries de 12 répétitions de chaque jambe.

Pour les décontractées : 2 séries de 8 répétitions de chaque jambe.

Pour tonifier

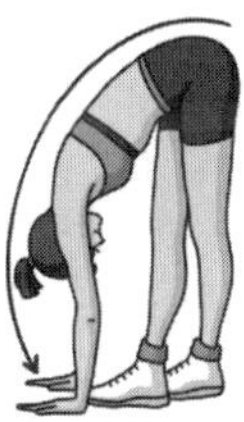

Exercice 5 : stretching du dos et des jambes

Flexions avant du buste

Pour les courageuses et les décontractées : 4 postures en inversant le croisé des pieds à chaque fois.

Pour assouplir

❶ passages alternés dessus-dessous des avant-bras devant soi

↘ Cibles : bras, haut du dos, épaules

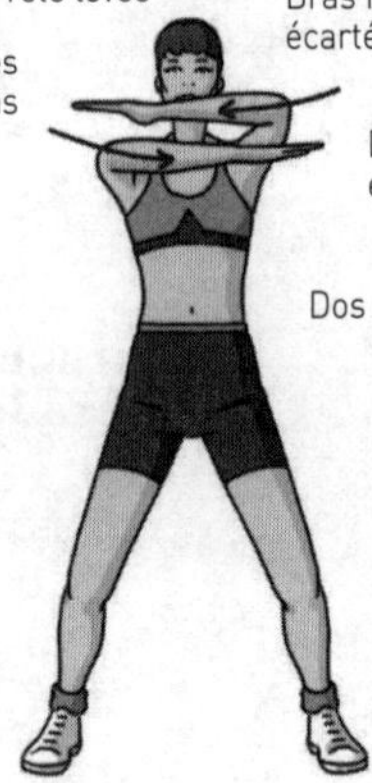

➔ description

→ Debout ou assise : faites passer les avant-bras l'un en dessous de l'autre en alternance. Étirez bien les épaules vers l'arrière après chaque mouvement des avant-bras et forcez également sur le croisé des bras afin d'étirer en sens contraire les épaules vers l'avant.

→ Travaillez à votre rythme lors de la première série et à un rythme dynamique lors de la seconde.

CONSEIL

Gardez les avant-bras devant le visage.

PETIT TEST/ QUESTION

Pourquoi les hommes perdent-ils leurs cheveux ?

A ☐ à cause d'une atrophie progressive des bulbes de cheveux

B ☐ en raison de la défaillance métabolique due à l'âge

C ☐ sous l'action d'hormones mâles

respiration

Inspirez par le nez et expirez par la bouche avec régularité.

répétitions

- →Pour les courageuses: 2 séries de 30 passages alternés des bras. Décontractez-vous 4 ou 5 secondes entre chaque série.
- →Pour les décontractées: 2 séries de 20 passages alternés des bras. Décontractez-vous 7 ou 8 secondes entre chaque série.

variantes

- →Faites 2 séries de 30 passages alternés des bras une fois au niveau du menton, une fois au niveau du front.
- →Faites 2 séries de 30 passages alternés des bras en alternant une série rapide et une série lente.

les bienfaits de l'exercice

Cette technique renforce en tonicité les épaules, le haut du dos et les bras, progressivement. Elle sollicite d'une façon très différente les muscles de la ceinture scapulaire (ensemble des clavicules et omoplates attachant les membres supérieurs du tronc).

PETIT TEST/ RÉPONSE

Réponse au test: C
Ce sont les hormones mâles qui engendrent essentiellement la perte des cheveux chez les hommes. La testostérone est transformée en dihydrotestostérone (DHT) par une enzyme (la 5 alpha-réductose). La DHT engendre une atrophie de la racine, ainsi qu'une accélération du cycle pilaire, en influant sur les follicules pileux, ce qui provoque la chute des cheveux. C'est cette procédure, dictée par les chromosomes, qui entraîne l'alopécie androgénique. Ainsi, les cheveux tombent et ne sont pas remplacés par une repousse suffisante. L'alopécie peut commencer dès l'âge de 20 ans et se prolonger pendant dix ans.

2 rotations alternées du buste à genoux

↘ **Cible : taille**

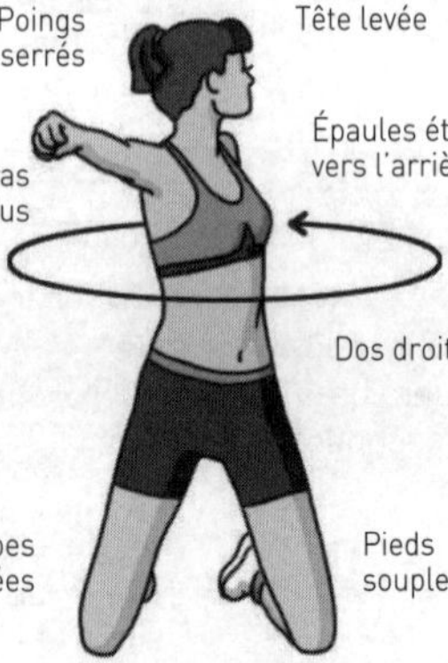

➔ description

→ À genoux, bras en croix : réalisez des rotations alternées du buste.

→ Travaillez le plus lentement possible et avec régularité.

➔ respiration

Inspirez par le nez en ramenant le tronc vers l'avant. Expirez par la bouche pendant la rotation.

CONSEIL

Veillez à ne pas descendre les bras et à les garder parfaitement immobiles en permanence.

PETIT TEST/ QUESTION

Quel est l'acide désigné par le sigle ADN ?

A ☐ acide ribonucléique

B ☐ acide désoxyribonucléique

C ☐ acide pantothénique

➜ répétitions

→ Pour les courageuses : 2 séries de 20 rotations alternées. Décontractez-vous 4 ou 5 secondes entre les séries.

→ Pour les décontractées : 2 séries de 16 rotations alternées. Décontractez-vous 7 ou 8 secondes entre les séries.

➜ variantes

→ Faites 2 séries de 20 rotations alternées du tronc avec un genou sur le sol et un pied par terre.

→ Faites 1 série de 20 rotations à gauche, puis 1 série de 20 rotations à droite.

➜ les bienfaits de l'exercice

Cette technique, qui tonifie et étire à la fois les muscles de la taille, oblige à étirer le dos en permanence vers le haut et à rigidifier la position en raison du positionnement des bras, ce qui permet un travail musculaire en isométrie du haut du corps.

PETIT TEST/RÉPONSE

Réponse au test : B

L'acide désoxyribonucléique est le support du contrôle des activités cellulaires, ainsi que de la transmission des caractères héréditaires. C'est le constituant chimique essentiel des chromosomes (élément situé dans le noyau cellulaire porteur de l'information génétique). Sur une des parties de l'ADN se trouvent les informations permettant à des enzymes (protéines accélérant les réactions chimiques de l'organisme) de synthétiser les protéines (longues chaînes d'acides aminés) qui contrôlent les activités cellulaires. Lors de la division cellulaire, des enzymes séparent les deux parties et en synthétisent deux nouvelles. Il y a donc formation de nouvelles molécules d'ADN, c'est ce phénomène qu'on nomme réplication de l'ADN.

3 touchés du pied avec les mains

↘ Cibles : ventre, estomac

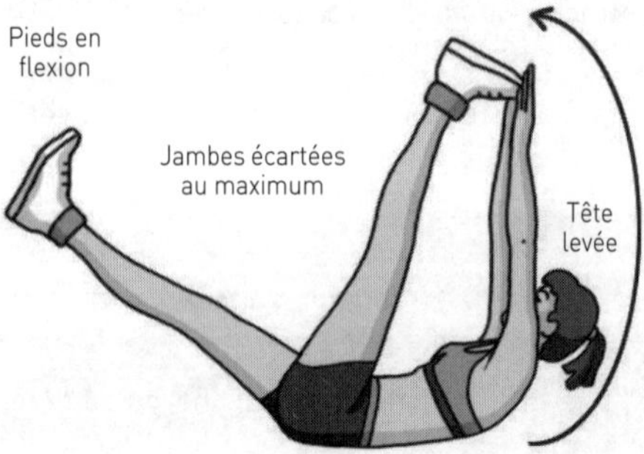

description

→ Allongée sur le dos, les jambes en élévation : touchez la plante du pied avec les mains en alternance à droite et à gauche. Évitez de prendre de l'élan en décollant les épaules du sol.

→ Travaillez à votre rythme.

les bienfaits de l'exercice

Cette technique pour les muscles abdominaux permet de travailler les fibres musculaires d'une façon dynamique, afin d'améliorer leur élasticité. Elle permet aussi de tester les réactions musculaires abdominales.

CONSEIL

Veillez à conserver les jambes parfaitement immobiles.

PETIT TEST/ QUESTION

Combien d'additifs existe-t-il approximativement dans l'alimentation ?

A ☐ 500
B ☐ 200
C ☐ 50

respiration

Inspirez par le nez en descendant le buste. Expirez par la bouche pendant l'effort, c'est-à-dire en touchant le pied.

répétitions

→Pour les courageuses: 3 séries de 12 touchés de pieds alternés. Décontractez-vous 4 ou 5 secondes entre les séries.

→Pour les décontractées: 3 séries de 8 touchés de pieds alternés. Décontractez-vous 7 ou 8 secondes entre les séries.

variantes

→Faites 2 séries de 10 touchés de pieds alternés avec la main gauche, puis 2 séries de 10 touchés de pieds alternés avec la main droite.

→Faites 3 séries de 10 touchés de pieds alternés (main gauche sur pied gauche et main droite sur pied droit).

PETIT TEST/ RÉPONSE

Réponse au test: A
Il existe plus de 500 additifs (E101, E150, E260...) dans l'alimentation. Ils ont pour rôle de colorer, émulsionner, éviter le rancissement, donner du goût, conserver... S'ils ne sont pas préjudiciables à la santé, certains peuvent présenter de petits inconvénients. Ils sont régis par arrêté interministériel. Parmi les grands types d'additifs, on peut citer: les colorants, les conservateurs, les antioxygènes (qui empêchent les corps gras de rancir), les agents de texture (émulsifiants, stabilisants, épaississants, gélifiants), des additifs divers.

4 passages côté-arrière de la jambe

↘ Cibles : fessiers, jambes, cuisses

➔ description

→En position quadrupédique, élevez le plus haut possible une jambe sur le côté : faites passer ainsi cette jambe de l'avant à l'arrière.

→Travaillez à votre rythme lors de la première série et à un rythme lent lors de la seconde.

CONSEIL

Veillez à conserver la jambe parallèle au sol en permanence.

➔ respiration

Inspirez par le nez en tirant la jambe vers l'arrière. Expirez par la bouche en la ramenant vers l'avant.

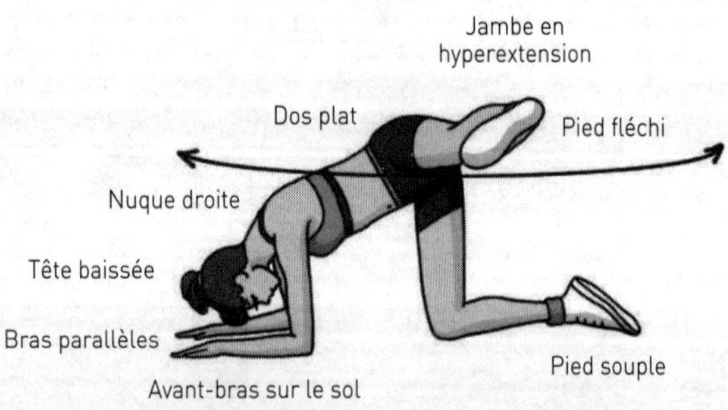

➔ répétitions

- ➔Pour les courageuses : 2 séries de 12 ramenés de chaque jambe. Décontractez-vous 4 ou 5 secondes entre les séries.
- ➔Pour les décontractées : 2 séries de 8 ramenés de chaque jambe. Décontractez-vous 7 ou 8 secondes entre les séries.

➔ variantes

- ➔Faites 2 séries de 12 ramenés de chaque jambe en alternant un ramené haut et un ramené bas.
- ➔Faites 2 séries de 12 ramenés de chaque jambe en alternant un ramené avec les orteils dirigés vers le haut et un ramené avec les orteils dirigés vers le bas.

➔ les bienfaits de l'exercice

Cette technique classique raffermit les cuisses, les jambes, l'intérieur des cuisses et surtout les fessiers, tout en assurant une grande sécurité au niveau du dos.

PETIT TEST

En quoi consiste le test de Martinet ?

A ☐ debout, faire 20 extensions sur les jambes
B ☐ debout, faire 20 flexions alternées
C ☐ debout, faire 20 flexions sur les jambes

Réponse au test : C
Le test de Martinet consiste à effectuer 20 flexions sur les jambes en 40 secondes. Il importe de se tenir droit et veiller à ce que les fessiers touchent les talons chaque fois. Il convient également d'inspirer en se baissant et d'expirer en se redressant. On prend le pouls avant, après l'effort, puis 2 minutes après avoir réalisé les dernières flexions. On doit alors constater une pulsation proche de la normale.

5 flexions avant du buste

↘ Stretching dorsal et des jambes

➔ description

Debout, croisez vos pieds et fléchissez le buste vers l'avant : posez vos mains sur le sol le plus possible vers l'avant et maintenez l'étirement maximal pendant 12 secondes.

CONSEIL

Veillez à garder bras et jambes en extension maximale.

➔ respiration

Inspirez par le nez et expirez par la bouche le plus lentement possible.

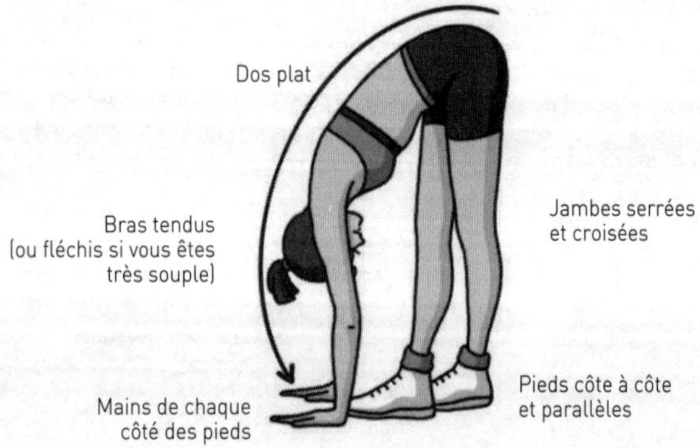

➔ répétitions

Pour les courageuses ou décontractées : 4 flexions du buste en inversant à chaque fois le croisé des pieds. Décontractez-vous, après vous être redressée très lentement, pendant une dizaine de secondes entre chaque posture.

➔ variantes

→ Faites 3 postures avec les pieds en ouverture.

→ Faites 4 postures en écartant les pieds croisés.

➔ les bienfaits de l'exercice

Cette posture étire à la fois le dos et l'arrière des jambes d'une façon très importante. Elle est très pratiquée par les danseurs en guise d'échauffement, par exemple avant un spectacle. La difficulté de cet exercice consiste à conserver le dos bien droit.

PETIT TEST

Qu'est-ce que l'électrolipolyse ?
A ☐ une technique pour éliminer la cellulite
B ☐ une technique de renforcement musculaire
C ☐ une technique pour améliorer la circulation sanguine

Réponse au test : A
L'électrolipolyse consiste à implanter des aiguilles de longueurs différentes au niveau des surcharges pondérales. Elles sont reliées à un générateur électrique qui envoie des courants de différents types (continu, impulsions, etc.) éliminant en principe les adiposités. Il n'est pas possible d'indiquer a priori un nombre de séances (qui peuvent atteindre 1 h 30) ; cela dépend des cas considérés. À noter que les résultas sont controversés.

programme du jeudi en 15 minutes

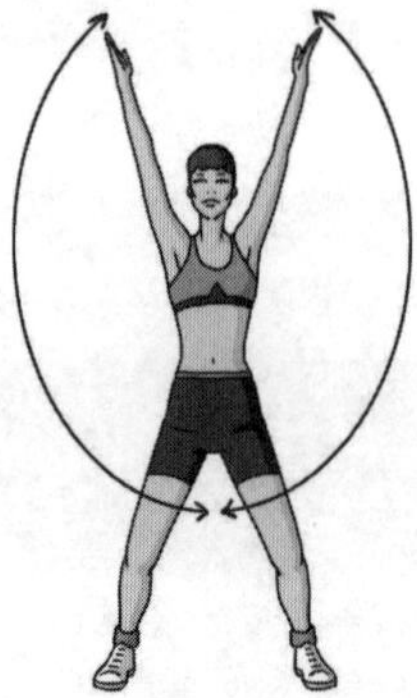

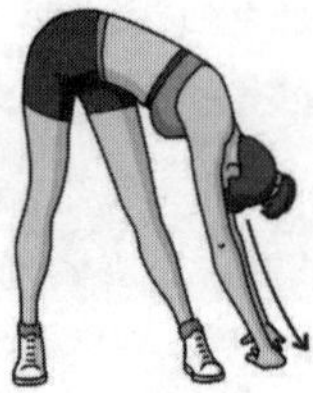

Exercice 1 : bras, épaules, dos

En haut : bras écartés.
En bas : mains se touchant

Pour les courageuses : 2 séries de 20 enchaînements.

Pour les décontractées : 2 séries de 15 enchaînements.

Pour tonifier

Exercice 2 : taille, bas du dos

Touchés du sol à droite et à gauche

Pour les courageuses : 2 séries de 20 répétitions alternées.

Pour les décontractées : 2 séries de 16 répétitions alternées.

Pour tonifier

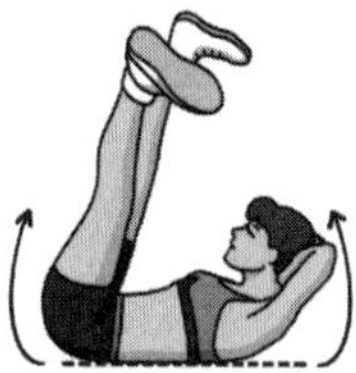

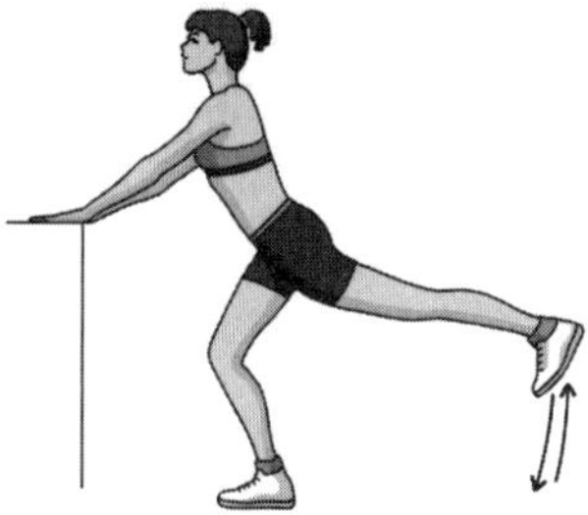

Exercice 3 : jambes

Élévations du bassin avec les jambes écartées

Pour les courageuses : 3 séries de 8 répétitions.

Pour les décontractées : 3 séries de 6 répétitions.

Pour tonifier

Exercice 4 : jambes, fessiers

Élévations arrière de la jambe

Pour les courageuses : 2 séries de 20 répétitions.

Pour les décontractées : 2 séries de 16 répétitions.

Pour tonifier

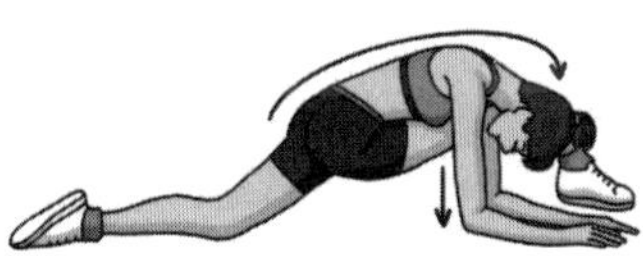

Exercice 5 : stretching des jambes

Flexions du buste à l'extérieur de la jambe avant

Pour les courageuses et les décontractées : 4 postures alternées.

Pour assouplir

1 en haut : bras écartés en bas : mains se touchant

↘ Cibles : bras, épaules, dos

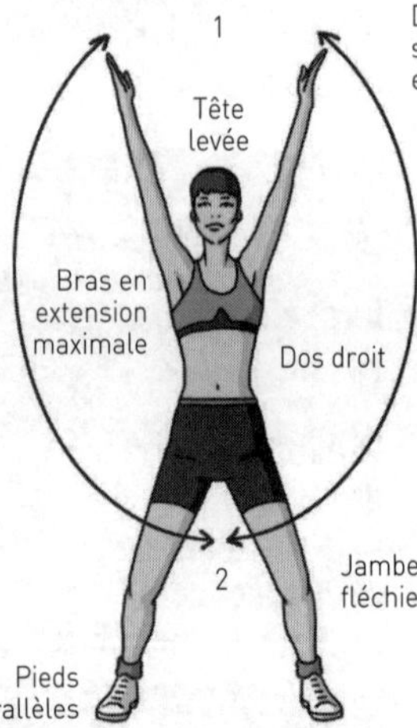

➔ description

Debout, réalisez cette technique en deux phases.

→ Phase 1 : tirez le plus possible vers l'arrière les bras en élévation et écartés ;

→ Phase 2 : faites se toucher les mains devant le ventre en essayant de ne pas fléchir les bras (ce qui étire fortement les épaules vers l'avant).

→ Travaillez à votre rythme lors de la première série et à un rythme dynamique lors de la seconde.

CONSEIL

Veillez à étirer les bras en permanence comme si vous vouliez les allonger.

PETIT TEST/ QUESTION

Quelle est la composition en glucides, protides et lipides de 100 g de pain ?

A ☐ 60 g de glucides, 2 g de lipides, 8 g de protides

B ☐ 50 g de glucides, 1,5 g de lipides, 7 g de protides

C ☐ 40 g de glucides, 2 g de lipides, 8 g de protides

respiration

Inspirez par le nez en faisant se toucher les mains. Expirez par la bouche en élevant les bras.

répétitions

→ Pour les courageuses : 2 séries de 20 enchaînements (phase 1 + phase 2). Décontractez-vous 4 ou 5 secondes entre chaque série.

→ Pour les décontractées : 2 séries de 15 enchaînements. Décontractez-vous 7 ou 8 secondes entre chaque série.

variantes

→ Faites 2 séries de 20 enchaînements en fléchissant le buste vers l'avant (dos plat) chaque fois que les mains se touchent.

→ Faites 2 séries de 20 enchaînements en tendant les jambes à chaque élévation des bras (en conservant l'autre immobile à la verticale), puis 1 série de 16 battements de l'autre bras.

les bienfaits de l'exercice

Cette technique en deux temps exerce efficacement l'ensemble de la masse musculaire dorsale et permet un renforcement efficace des épaules, tout en les assouplissant.

PETIT TEST/ RÉPONSE

Réponse au test : B
Pour 100 g, le pain comporte 50 g de glucides (sous forme d'amidon), 1,5 g de lipides et 7 g de protides, et de plus 35 g d'eau, 500 mg de sodium, 700 mg de chlore, 100 mg de potassium, des vitamines B, du phosphore, du calcium, 5 mg de fer et de magnésium, 7,5 mg de cuivre. Important : 100 g de pain apportent 255 calories. Le pain complet est fabriqué avec de la farine complète. Le pain au son est un mélange de farine blanche et de son. Le pain bis est un pain à moitié complet. Un bon pain dépend de la qualité de la farine.

2 touchés du sol à droite et à gauche

↘ Cibles : taille, bas du dos

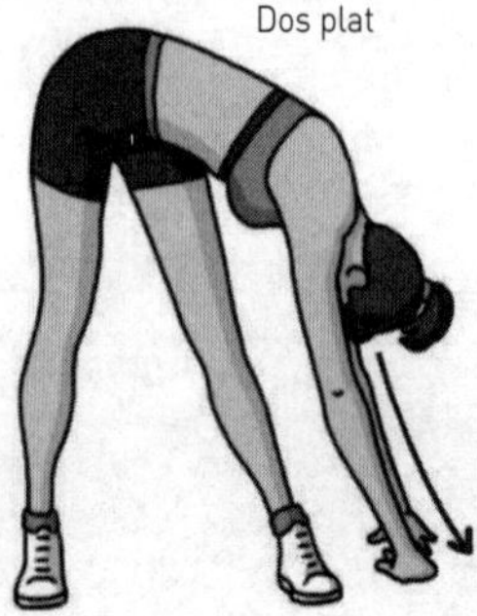
Dos plat
Jambes tendues et peu écartées
Tête dirigée vers le bas
Paumes sur le sol
Pieds parallèles

➔ description

→ Debout : touchez en alternance le sol à gauche et à droite en posant les paumes de chaque côté des pieds (le plus loin possible) et en insistant bien à la fin du mouvement. Ne vous relevez pas entre chaque flexion.

→ Travaillez à votre rythme lors de la première série et à un rythme très lent lors de la seconde.

➔ respiration

Inspirez par le nez sur le changement de position. Expirez par la bouche sur la flexion.

CONSEIL

Veillez à placer vos paumes face à face et parallèles aux pieds et non perpendiculaires.

PETIT TEST/ QUESTION

Quelle est la plante recommandée pour les problèmes circulatoires ?

A ☐ l'hamamélis
B ☐ la vigne rouge
C ☐ le bouleau

répétitions

→ Pour les courageuses : 2 séries de 20 flexions alternées du buste. Décontractez-vous debout, le buste relevé, pendant une vingtaine de secondes.

→ Pour les décontractées : 2 séries de 16 flexions alternées du buste. Décontractez-vous debout, le buste relevé, pendant une vingtaine de secondes.

variantes

→ Faites 2 séries de 20 flexions alternées du buste en ayant les orteils d'un pied touchant les talons de l'autre pied. Inversez la position lors de la seconde série.

→ Faites 2 séries de 20 flexions alternées avec les pieds dirigés vers l'extérieur.

les bienfaits de l'exercice

Cette technique étire fortement la taille dans différents axes, ainsi que l'arrière des jambes et les épaules.

PETIT TEST/ RÉPONSE

Réponse au test :
A et B
L'hamamélis est recommandée pour la couperose, les jambes lourdes et la fragilité capillaire. Elle a la réputation d'avoir une action veinotonique, une action de renforcement des capillaires et anti-inflammatoire. On la conseille pour résorber les œdèmes veineux. La vigne rouge est conseillée pour les jambes lourdes, les varices, les hémorroïdes et les troubles circulatoires. Les feuilles de vigne rouge renferment des anthocyanosides qui diminuent la perméabilité des capillaires et augmentent leur résistance. Elle contient des tanins qui favorisent la circulation du retour, certains d'entre eux, les proanthocynidoles, ont même une action anti-radicaux libres.

3 élévations du bassin avec les jambes écartées

↘ **Cibles : jambes**

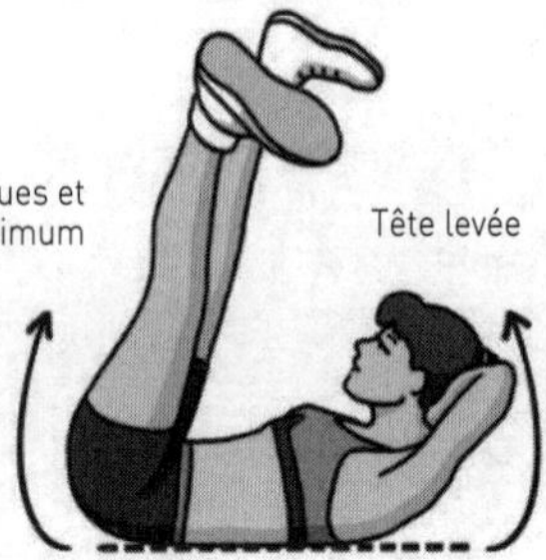

description

→ Allongée sur le dos : élevez le bassin à la verticale en conservant les jambes immobiles et écartées.

→ Travaillez à votre rythme et avec régularité.

↘ **Suggestion :** si cet exercice vous semble trop difficile, n'hésitez pas à le réaliser en plaçant vos poings (perpendiculairement) sous vos fessiers et à laisser la tête au repos sur le sol, les bras le long du corps.

CONSEIL

Veillez à ne fléchir les jambes à aucun moment et à bien diriger l'élévation vers le haut et non pas vers l'arrière.

respiration

Inspirez par le nez en descendant les jambes. Expirez par la bouche en montant le bassin.

répétitions

→ Pour les courageuses : 3 séries de 8 élévations du bassin. Décontractez-vous 4 ou 5 secondes entre les séries.

→ Pour les décontractées : 3 séries de 6 élévations du bassin. Décontractez-vous 7 ou 8 secondes entre les séries.

variantes

→ Faites 3 séries de 8 élévations du bassin avec les pieds en extension.

→ Faites 3 séries de 8 élévations du bassin en alternant une élévation avec les jambes serrées et une élévation avec les jambes écartées.

les bienfaits de l'exercice

Cet exercice raffermit le ventre de façon efficace et active des fibres musculaires en général peu sollicitées de cette façon. Il est recommandé pour les atonies musculaires ventrales marquées. Cela étant, le fait d'avoir le buste relevé met également en action les fibres musculaires du haut du muscle grand droit.

PETIT TEST

En quoi consiste le test de Cooper ? Parcourir en courant la plus grande distance possible en :

A ☐ 12 minutes
B ☐ 20 minutes
C ☐ 6 minutes

Réponse au test : A
Le test de Cooper consiste à parcourir en courant la plus grande distance possible en 12 minutes. Un tableau indique des valeurs en fonction du sexe et de l'âge. Par exemple, une femme de 45 ans devra parcourir au moins 1 333 mètres pour être excellente ; pour un homme, ce seront au moins 2 495 mètres.

4 élévations arrière de la jambe

↘ **Cibles : jambes, fessiers**

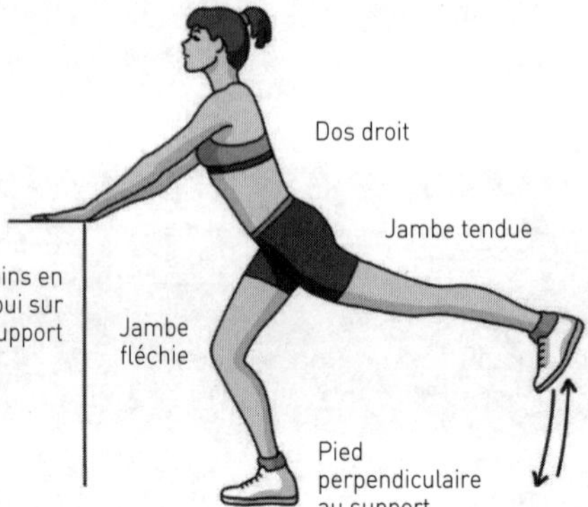

description

→ Debout, face à un support : élevez la jambe tendue à l'arrière. Faites ainsi de petits battements assez hauts.

→ Travaillez à votre rythme.

CONSEIL

Veillez à bien fléchir la jambe d'appui pour éviter toute cambrure, et à conserver le dos bien droit.

respiration

Inspirez par le nez pendant la descente de la jambe et expirez par la bouche pendant la montée.

répétitions

- →Pour les courageuses : 2 séries de 20 battements arrière de chaque jambe. Décontractez-vous 8 ou 10 secondes entre les séries.
- →Pour les décontractées : 2 séries de 16 battements arrière de chaque jambe. Décontractez-vous une vingtaine de secondes entre les séries.

variantes

- →Faites 2 séries de 20 battements de chaque jambe avec le pied en extension.
- →Faites 2 séries de 20 battements de chaque jambe avec le pied de la jambe active dirigé le plus possible vers le bas.

les bienfaits de l'exercice

Cette technique tonifie les muscles fessiers, notamment le bas des fessiers, tout en raffermissant la cuisse de la jambe d'appui.

PETIT TEST

Qu'est-ce que l'endermologie ?

A ☐ une technique pour améliorer l'aspect de la peau
B ☐ une technique pour faire régresser la cellulite
C ☐ une technique pour enlever les cicatrices

Réponse au test : B
L'endermologie consiste en des massages mécaniques anti-cellulitiques réalisés à l'aide d'un appareil. Il existe différents programmes pour obtenir un résultat adapté à chaque personne. Cette méthode date de 1985. Elle est pratiquée par les kinésithérapeutes, les esthéticiennes ou dans les centres de remise en forme ou de minceur. Ces massages rappelant le palpé-roulé se réalisent avec le port d'un collant ou d'une combinaison spéciale. Ils durent environ une demi-heure et sont presque indolores !

5 flexions du buste à l'extérieur de la jambe avant

↘ **Stretching des jambes**

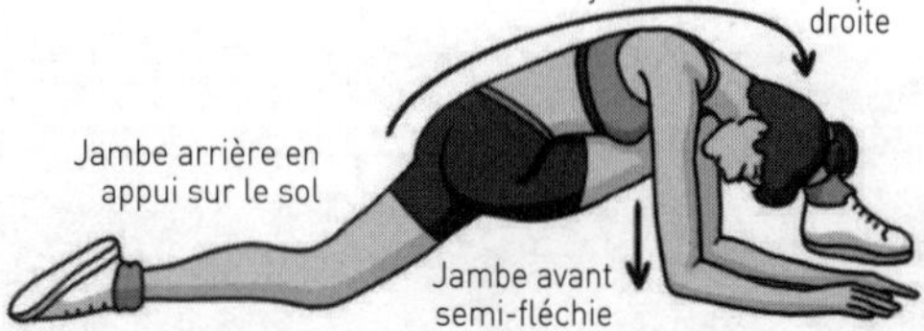

description

En position de fente des jambes, penchez le buste vers l'avant, à l'extérieur de la jambe avant. Posez les avant-bras parallèles sur le sol à l'extérieur de la jambe avant. Maintenez la flexion maximale du buste vers le sol et l'écartement optimal des jambes pendant 15 secondes.

respiration

Inspirez par le nez et expirez par la bouche le plus lentement possible.

CONSEIL

Gardez le plus possible le dos plat.

PETIT TEST/ QUESTION

Qu'est-ce que la DMLA ?

A ☐ une dégénérescence maculaire

B ☐ un traumatisme musculaire

C ☐ une altération des tissus

➔ répétitions

Pour les courageuses et les décontractées : 4 postures alternées. Décontractez-vous 6 ou 8 secondes entre les séries.

➔ variantes

→ Faites 4 postures avec les bras parallèles tendus devant vous en maintenant 30 secondes chaque posture.

→ Faites 4 postures en décalant le buste un peu sur le côté et maintenez la posture durant 20 secondes avant de recommencer de l'autre côté.

➔ les bienfaits de l'exercice

Cet exercice constitue une préparation en douceur au grand écart et est recommandé après un jogging ou un match de tennis, car il étire en profondeur les muscles adducteurs et les quadriceps.

PETIT TEST/RÉPONSE

Réponse au test : A
En raison de l'allongement de la durée de vie, la DMLA (dégénérescence maculaire liée à l'âge) est en augmentation. Il s'agit de l'altération de la zone centrale de la rétine provoquant une gêne de la vision. Cet inconvénient se manifeste généralement vers la cinquantaine, sous forme d'une perception visuelle déformée. On a constaté que, la plupart du temps, c'était génétique. Aujourd'hui, seule la DMLA caractérisée par une grosseur anormale des vaisseaux sanguins sous-rétiniens peut bénéficier d'un traitement qui arrête son évolution. Il faut éviter de s'exposer au soleil sans protection, ne pas fumer et éviter les endroits enfumés, et enfin prévenir les maladies vasculaires. Il est important de faire pratiquer un fond d'œil régulièrement.

programme du vendredi en 15 minutes

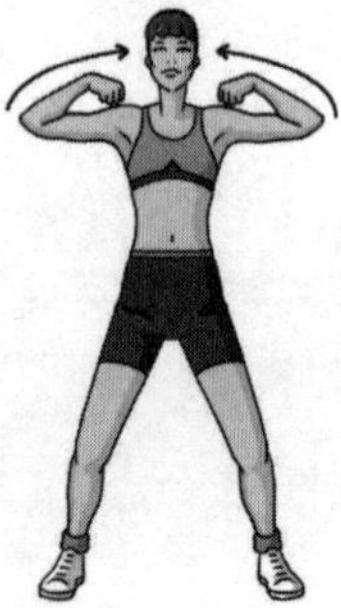

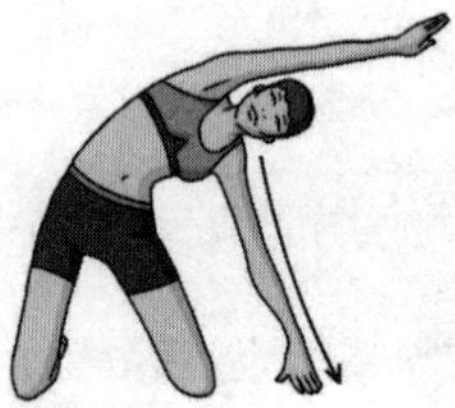

Exercice 1: haut du dos, bras, épaules

Flexions-extensions des avant-bras sur les côtés

Pour les courageuses : 3 séries de 16 répétitions.

Pour les décontractées : 3 séries de 12 répétitions.

Pour tonifier

Exercice 2 : taille

Passages du buste de droite à gauche

Pour les courageuses : 2 séries de 20 répétitions alternées.

Pour les décontractées : 2 séries de 16 répétitions alternées.

Pour tonifier

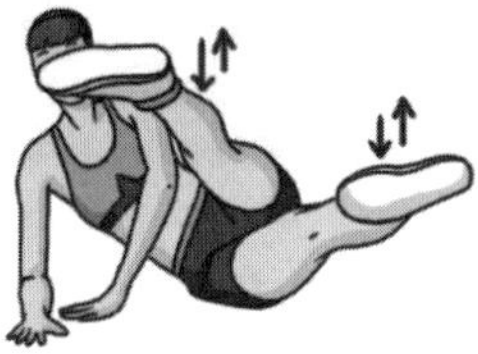

Exercice 3 : taille

Élévation des jambes croisées sur le côté

Pour les courageuses : 2 séries de 12 répétitions.

Pour les décontractées : 2 séries de 8 répétitions.

Pour tonifier

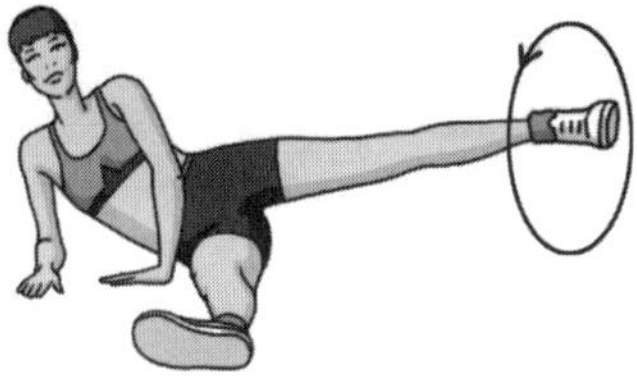

Exercice 4 : fessiers, cuisses

Cercles de la jambe

Pour les courageuses : 1 série de 20 répétitions de chaque jambe dans un sens, puis 1 série de 20 répétitions dans l'autre.

Pour les décontractées : 1 série de 15 répétitions de chaque jambe dans un sens, puis 1 série de 15 répétitions dans l'autre.

Pour tonifier

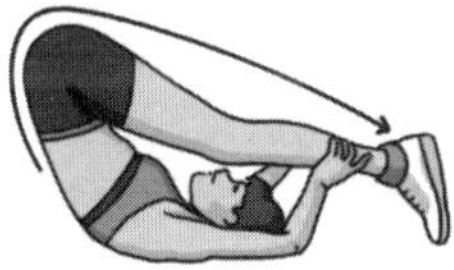

Exercice 5 : stretching du bas du dos et des jambes

Ramenés des jambes vers le visage

Pour les courageuses et les décontractées : 3 postures.

Pour assouplir

1 flexions-extensions des avant-bras sur les côtés

↘ **Cibles : haut du dos, bras, épaules**

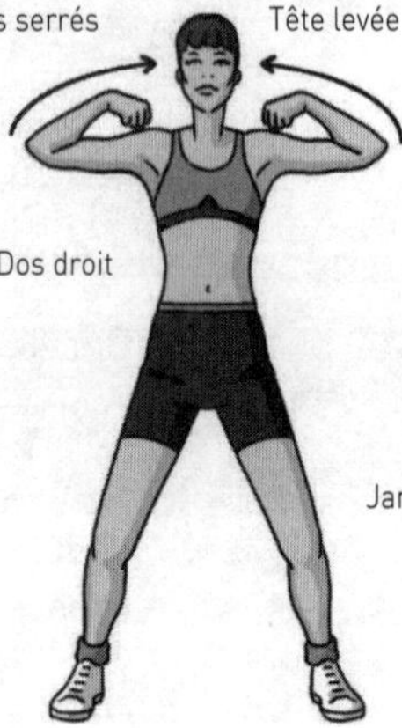
Poings serrés
Tête levée
Épaules étirées vers l'arrière au maximum
Dos droit
Jambes fléchies
Pieds parallèles

description

→ Debout ou assise, bras en croix : fléchissez les avant-bras sur les bras en contractant constamment les muscles du haut du dos (les omoplates doivent se toucher en permanence).

→ Travaillez à votre rythme.

↘ **Suggestion :** pour un meilleur renforcement musculaire, vous pouvez utiliser des poids de 0,5 kg ou 1 kg (ou un livre dans chaque main) lors de la deuxième série.

CONSEIL

Veillez à conserver les bras parallèles au sol.

➔ respiration

Inspirez par le nez en tendant les avant-bras et expirez par la bouche en les fléchissant.

➔ répétitions

- →Pour les courageuses : 3 séries de 16 flexions des avant-bras. Entre chaque série, décontractez-vous 4 ou 5 secondes.
- →Pour les décontractées : 3 séries de 12 flexions des avant-bras. Entre chaque série, décontractez-vous 7 ou 8 secondes.

➔ variantes

- →Faites 3 séries de 16 flexions des avant-bras en tendant les jambes à chaque fois.
- →Faites 3 séries de 16 flexions alternées des avant-bras.

➔ les bienfaits de l'exercice

Cet exercice permet une amélioration de la tonicité musculaire des épaules, du haut du dos et des bras. Cette technique étant très accessible à toutes, elle constitue une mise en route physique agréable.

PETIT TEST

Quel pourcentage de matières grasses contient le blanc d'œuf ?

A ☐ 10 %
B ☐ 4 %
C ☐ 0 %

Réponse au test : C
Le blanc d'œuf ne contient aucune matière grasse. Il contient entre autres des protéines pures (5 %). Il ne contient pas de glucides. Un blanc d'œuf fournit à peu près 20 calories. C'est un aliment diététiquement intéressant.

2 passages du buste de droite à gauche

↘ **Cible : taille**

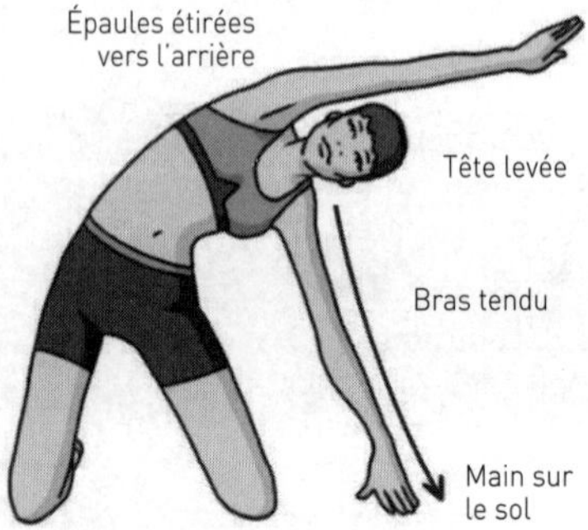

description

→ À genoux, ceux-ci écartés : posez une main à l'extérieur des genoux, le plus loin possible sur le côté, à gauche et à droite en alternance.

→ Travaillez lentement.

↘ **Suggestion :** écartez les jambes à votre convenance.

CONSEIL

La main sur le sol doit être sur le même axe que les genoux. On a souvent tendance à la poser trop vers l'avant. Cela fait arrondir le dos et constitue une mauvaise posture.

respiration

Inspirez par le nez lors du redressement du buste. Expirez par la bouche lors de la flexion du buste.

➔ répétitions

→ Pour les courageuses : 2 séries de 20 flexions latérales alternées. Décontractez-vous 6 ou 8 secondes entre les séries.

→ Pour les décontractées : 2 séries de 16 flexions latérales alternées. Décontractez-vous 10 ou 15 secondes entre les séries.

➔ variantes

→ Faites 2 séries de 20 flexions latérales alternées en tendant à chaque fois la jambe opposée à la main qui touche le sol.

→ Faites 2 séries de 20 flexions en position assise en tailleur.

➔ les bienfaits de l'exercice

Cet exercice assouplit et tonifie la taille et a un effet dynamisant. De plus, il améliore la notion d'équilibre.

PETIT TEST

Quelle vitamine favorise l'absorption du calcium par l'organisme ?

A ☐ la vitamine D
B ☐ la vitamine C
C ☐ la vitamine E

Réponse au test : A
C'est la vitamine D, surtout accompagnée d'une activité physique régulière (surtout de plein air). On trouve la vitamine D dans le lait et les poissons gras. Elle est synthétisée grâce aux rayons solaires. Cela étant, boire trop d'alcool ou de café, par exemple, peut être un obstacle à l'absorption du calcium, de même pour divers médicaments comme les corticostéroïdes ou les antiacides.
Il est important de veiller à l'apport de calcium. Aussi faut-il consommer quotidiennement du fromage, des céréales, des soupes et des produits laitiers.

3 élévations des jambes croisées sur le côté

↘ **Cible : taille**

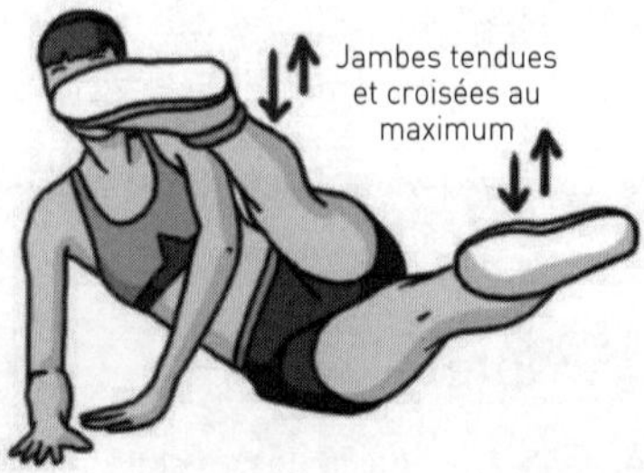

description

→ Allongée sur le côté, en appui sur un avant-bras, ramenez les jambes croisées à angle droit devant vous, sur le sol. Élevez les jambes à 45° : faites ainsi de petits battements de bas en haut.

→ Travaillez à votre rythme.

↘ **Suggestion :** si vous ressentez des difficultés à réaliser cet exercice, n'hésitez pas à reposer les jambes à chaque fois sur le sol et à les fléchir un peu.

respiration

Inspirez par le nez en descendant les jambes, expirez par la bouche en les montant.

CONSEIL

Veillez à conserver immobile l'angle de croisement des jambes durant toute la durée de l'exercice.

PETIT TEST/ QUESTION

Après 50 ans, l'activité physique peut :

A ☐ ralentir le rythme cardiaque
B ☐ atténuer les risques d'insomnie
C ☐ faire un peu baisser la tension

répétitions

- Pour les courageuses : 2 séries de 12 élévations des jambes. Entre chaque série, décontractez-vous 6 ou 8 secondes.
- Pour les décontractées : 2 séries de 8 élévations des jambes. Entre chaque série, décontractez-vous 10 ou 12 secondes.

variantes

- Faites 2 séries de 12 élévations des jambes croisées avec les pieds en extension.
- Faites 2 séries de 12 petits déplacements parallèles au sol des jambes croisées.

les bienfaits de l'exercice

Cette technique active en profondeur les muscles des côtés (les grand et petit obliques). Il est important, dans le cadre d'un programme d'entraînement, de réaliser des exercices un peu plus difficiles et inhabituels, afin d'habituer les fibres musculaires à répondre à des sollicitations physiques de tous ordres.

PETIT TEST/ RÉPONSE

Réponse au test : A, B et C

Quel que soit l'âge, une activité physique bien menée ralentit le rythme cardiaque, améliore la qualité du sommeil, fait un peu baisser la pression artérielle. Elle améliore bien sûr la tonicité musculaire, renforce les os, améliore l'amplitude articulaire, renforce le système pulmonaire. Il ne faut pas affirmer qu'à 50 ans, on ne doit faire que de la gym douce et de la randonnée : à 50 ans, on peut encore réaliser de bonnes performances sportives dans la plupart des domaines (marathon, triathlon, fitness, danse, ski, patin à glace, natation, etc.) surtout si on a fait du sport depuis sa jeunesse. L'âge biologique est parfois très décalé par rapport à l'âge réel.

4 cercles de la jambe

↘ **Cibles : fessiers, cuisses**

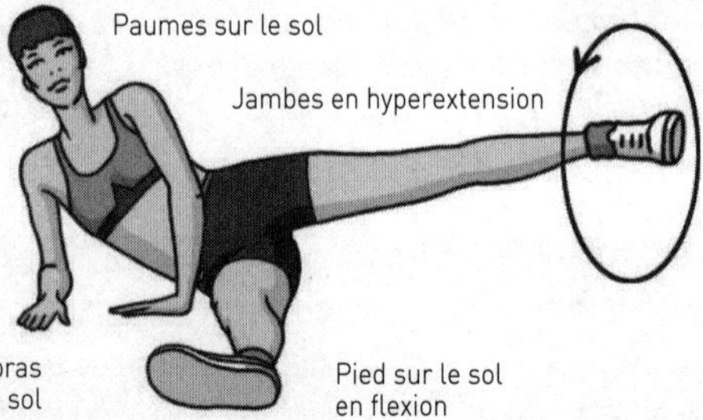

➔ description

→ Allongée sur le côté, ramenez une jambe tendue à angle droit : faites ainsi des cercles de moyenne amplitude de la jambe qui est dans le prolongement du corps.

→ Travaillez lentement.

↘ **Suggestion :** si vous êtes entraînée à faire des exercices pour les fessiers, n'hésitez pas à porter des lests de 0,5 ou 1 kg aux chevilles pour réaliser les 10 derniers cercles de chaque série (voir ci-dessous).

➔ respiration

Inspirez par le nez en redescendant la jambe. Expirez par la bouche en la montant.

CONSEIL

Veillez à ne pas trop tirer vers l'arrière la jambe qui est dans le prolongement du corps. Il ne doit pas y avoir de cambrure.

PETIT TEST/ QUESTION

À combien évaluez-vous en dépense calorique 1 heure de squash ?

A ☐ 600 calories
B ☐ 500 calories
C ☐ 900 calories

répétitions

→ Pour les courageuses : 1 série de 20 cercles de chaque jambe dans un sens, puis 1 série de 20 cercles dans l'autre. Décontractez-vous 6 ou 8 secondes entre les séries.

→ Pour les décontractées : 1 série de 15 cercles de chaque jambe dans un sens, puis 1 série de 15 cercles dans l'autre. Décontractez-vous 10 ou 12 secondes entre les séries.

variantes

→ Faites 2 séries de 20 cercles en alternant un cercle dans un sens et un cercle dans l'autre de chaque jambe.

→ Faites 2 séries de 20 cercles en alternant un petit cercle et un grand.

les bienfaits de l'exercice

Cette façon de faire travailler les muscles fessiers est moins courante que celle des autres exercices de ce guide. Elle permet aussi d'améliorer la souplesse des jambes.

PETIT TEST/ RÉPONSE

Réponse au test : C
Une heure de squash fait dépenser en moyenne 900 calories. à noter : la course à pied à bon rythme (13 à 15 km/h) fait dépenser 1 000 calories par heure et le tennis 600 calories par heure. N'hésitez donc pas à pratiquer ces disciplines au moins deux fois par semaine si vous désirez entretenir votre cœur et... mincir sans reprendre les kilos perdus et sans privations. à titre indicatif, voici quelques dépenses caloriques par heure d'autres sports : natation : 500 calories, musculation : 500 calories, ski de fond : 600 calories, ski alpin : 600 calories. (Relation sexuelle : 300 calories.)

5 ramenés des jambes vers le visage

↘ **Stretching du bas du dos et des jambes**

description

Allongée sur le dos : ramenez les jambes vers le visage (ou sur le sol si vous êtes suffisamment souple). Maintenez l'étirement maximal pendant 15 secondes.

CONSEIL

Veillez à fléchir les jambes le moins possible.

respiration

Inspirez par le nez et expirez par la bouche le plus lentement possible.

répétitions

Pour les courageuses et les décontractées : 3 postures. Entre chaque posture, décontractez-vous environ 10 secondes.

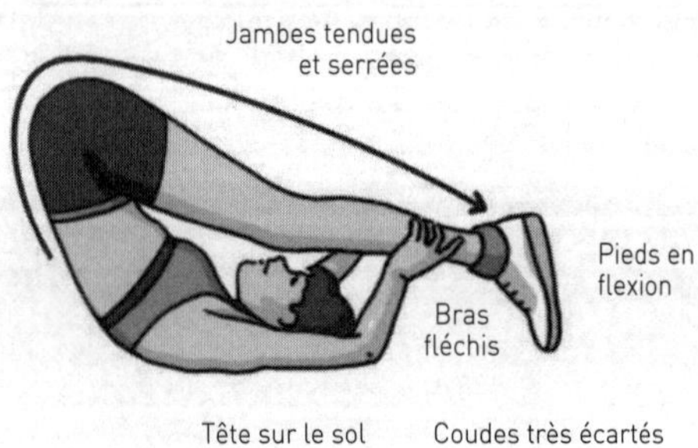
Jambes tendues et serrées
Pieds en flexion
Bras fléchis
Tête sur le sol
Coudes très écartés

variantes

→ Faites 3 postures avec les jambes écartées.

→ Faites 4 postures en ramenant une jambe plus que l'autre vers le sol, en alternance.

les bienfaits de l'exercice

Cette posture (issue du hatha yoga) étire avec progression et douceur la partie inférieure du dos. Elle est recommandée aux personnes assises toute la journée car elle soulage les tensions lombaires dues à une sédentarité prolongée.

PETIT TEST

Le stretching a pour rôle :
A ☐ de tonifier et étirer les muscles et les articulations
B ☐ de muscler, d'étirer et d'améliorer l'amplitude musculaire à l'effort
C ☐ d'améliorer l'amplitude articulaire

Réponse au test : C
Le stretching a pour but d'améliorer l'amplitude articulaire des muscles, des articulations et des tendons. Il empêche entre autres la déformation musculaire due la plupart du temps à de mauvaises positions de la vie quotidienne. En améliorant l'élasticité musculaire, il constitue un excellent moyen de prévention des foulures et même des déchirures musculaires. Il aide également à éliminer les déchets organiques et à améliorer le métabolisme musculaire. Il agit efficacement sur les organes : par exemple, les flexions du buste créent un meilleur fonctionnement des intestins et fait également office de massage des organes.

programme du samedi en 15 minutes

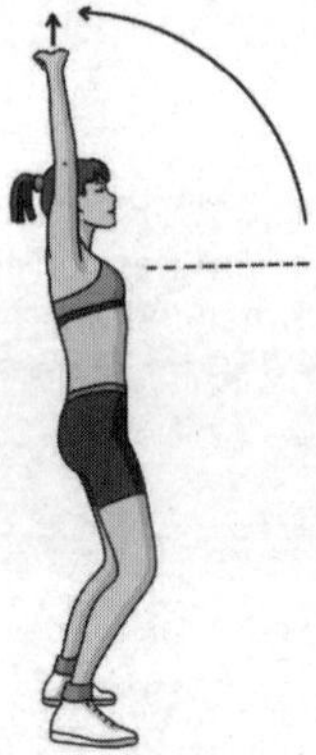

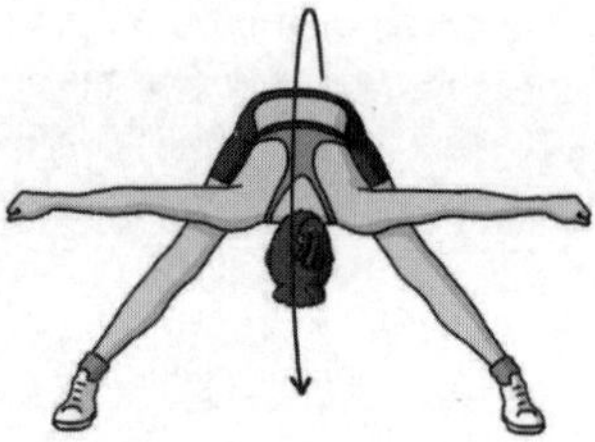

Exercice 1: bras, épaules, haut du dos

Élévations des bras devant soi

Pour les courageuses : 2 séries de 20 répétitions.

Pour les décontractées : 2 séries de 15 répétitions.

Pour tonifier

Exercice 2 : taille, bas du dos

Flexions avant du buste

Pour les courageuses : 2 séries de 16 répétitions.

Pour les décontractées : 2 séries de 12 répétitions.

Pour tonifier

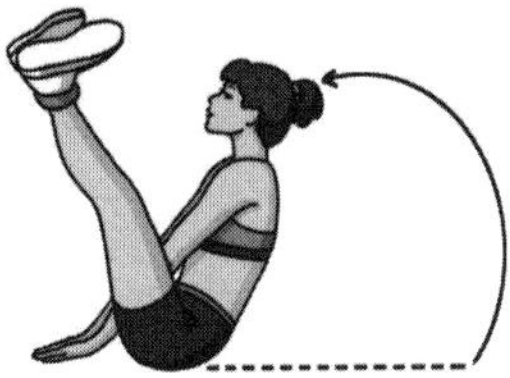

Exercice 3 : abdominaux

Touchés du sol avec les mains

Pour les courageuses : 2 séries de 16 répétitions.

Pour les décontractées : 2 séries de 12 répétitions.

Pour tonifier

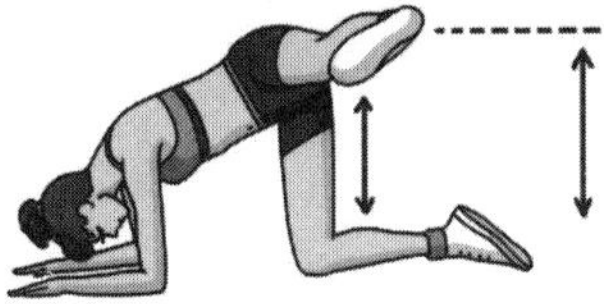

Exercice 4 : fessiers, jambes, intérieur et extérieur des cuisses

Élévations d'une jambe sur le côté et à l'arrière

Pour les courageuses : 2 séries de 10 répétitions de chaque jambe.

Pour les décontractées : 2 séries de 8 répétitions de chaque jambe.

Pour tonifier

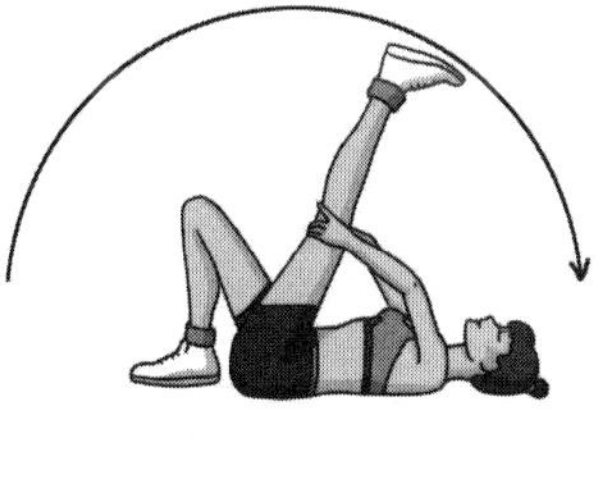

Exercice 5 : stretching des jambes

Ramenés de la jambe vers soi

Pour les courageuses et les décontractées : 4 postures alternées.

Pour assouplir

1 élévations des bras devant soi

↘ Cibles : bras, épaules, haut du dos

➔ description

→ Debout, bras tendus devant vous, doigts crochetés : élevez ainsi les bras de bas en haut devant vous en haussant les épaules lorsque les bras sont à la verticale. Il importe de pousser au maximum les paumes vers le haut afin de bien étirer les vertèbres.

→ Travaillez à un rythme lent.

➔ respiration

Inspirez par le nez en descendant les bras et expirez par la bouche en les montant.

CONSEIL

Veillez à ne jamais fléchir les bras et à ne pas prendre appui avec les mains sur les cuisses.

PETIT TEST/ QUESTION

De combien de groupes osseux la main est-elle composée ?

A ☐ 3 **B** ☐ 4

C ☐ 5

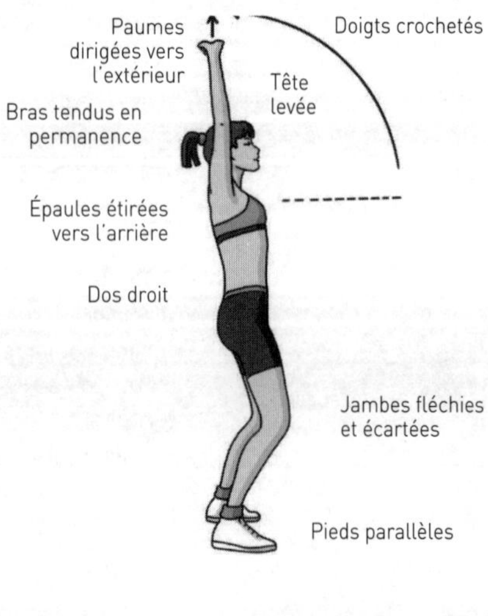

répétitions

- Pour les courageuses : 2 séries de 20 élévations des bras. Décontractez-vous 6 ou 8 secondes entre chaque série.
- Pour les décontractées : 2 séries de 15 élévations des bras. Décontractez-vous 8 ou 10 secondes entre les séries.

variantes

- Faites 2 séries de 20 élévations en ayant les paumes tournées vers l'intérieur.
- Faites 2 séries de 20 élévations en inversant la position des paumes à chaque élévation des bras.

les bienfaits de l'exercice

C'est l'exercice idéal pour se mettre en train en préparant le mieux possible les muscles du dos, des épaules et des bras avec progression de l'effort. Cette technique assouplit les muscles et de plus les tonifie. Elle est pratiquée dans les cours « spéciaux pour le dos » ainsi que sous forme de stretching afin de débloquer les articulations du dos et des épaules.

PETIT TEST/ RÉPONSE

Réponse au test : A
La main est composée de trois groupes osseux :
- le groupe moyen, formé des muscles interosseux et palmaires. Ils sont adducteurs des doigts et fléchisseurs de la première phalange.
- le groupe externe, comportant les muscles thénariens liés au pouce (l'adducteur, le court fléchisseur, l'opposant et le court abducteur du pouce).
- le groupe interne, comprenant les muscles hypothénariens liés au 5e doigt (l'opposant, le court fléchisseur et l'adducteur du 5e doigt).

Les gaines séreuses se trouvent au niveau de la paume et des doigts.

❷ flexions avant du buste

↘ Cibles : taille, bas du dos

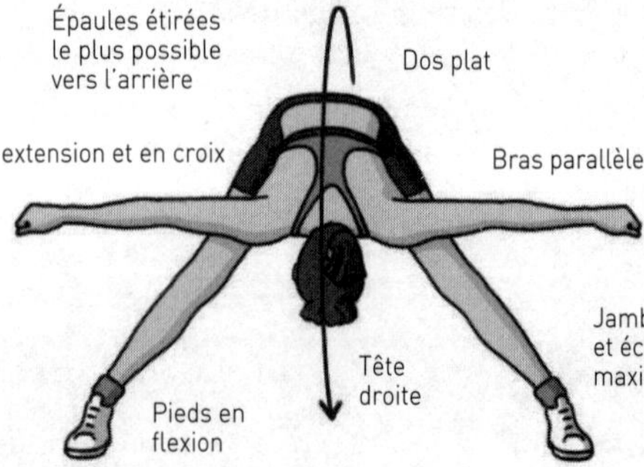

description

→Debout, les bras en croix, fléchissez le buste vers l'avant.

→Travaillez à votre rythme et avec régularité.

CONSEIL

Veillez à conserver les jambes en extension maximale et le dos le plus plat possible. Les bras doivent rester parallèles au sol pendant toute la durée de l'exercice.

respiration

Inspirez par le nez en fléchissant le buste. Expirez par la bouche en le redressant.

➔ répétitions

→Pour les courageuses : 2 séries de 16 flexions. Décontractez-vous 4 ou 5 secondes entre les séries.

→Pour les décontractées : 2 séries de 12 flexions. Décontractez-vous 7 ou 8 secondes entre les séries.

➔ variantes

→Faites 2 séries de 16 flexions du buste avec les jambes serrées et tendues.

→Faites 2 séries de 16 flexions à droite et à gauche en alternance.

➔ les bienfaits de l'exercice

Cette technique est destinée au renforcement des muscles lombaires et à l'amélioration de leur élasticité. Elle est pratiquée dans le cadre de cours classiques de danse, barre au sol et de culture physique afin d'assouplir la flexion avant du tronc. Elle est recommandée aux personnes travaillant toute la journée devant un ordinateur.

PETIT TEST

Quelle vitamine favorise la minéralisation osseuse ?

A ☐ vitamine E **B** ☐ vitamine K **C** ☐ vitamine D

Réponse au test : C

La vitamine D est liposoluble et on conseille d'en absorber 12 µA par jour. On la trouve dans les aliments comme le beurre, le jaune d'œuf, la viande, le fromage, les poissons gras. Elle a la particularité de faciliter l'absorption du calcium et du phosphore au niveau des intestins et d'aider le calcium à se fixer sur les os. Elle fait partie des vitamines qui ne sont pas fabriquées industriellement. C'est le soleil qui permet son action, d'où l'importance de sortir quinze minutes par jour, au moins. Les régimes draconiens sont à l'origine de la plupart des carences relatives à cette vitamine.

---

3 touchés du sol avec les mains

↘ **Cibles : abdominaux**

➔ description

→ Allongée sur le dos : touchez le sol avec les mains en conservant les jambes parfaitement immobiles. Entraînez-vous à ne pas reposer la tête sur le sol à chaque fois.

→ Travaillez à votre rythme.

➔ respiration

Inspirez par le nez en redescendant le buste vers le sol. Expirez par la bouche en le relevant.

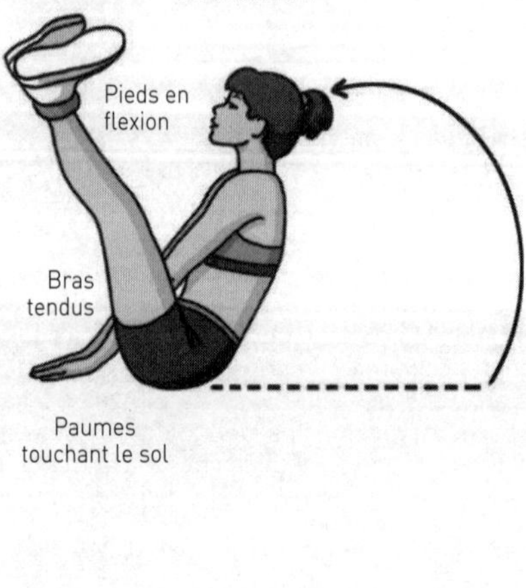

CONSEIL

Veillez à contracter en permanence vos muscles abdominaux pour une meilleure efficacité.

PETIT TEST/ QUESTION

Une anémie est due à :

A ☐ un nombre insuffisant de globules rouges dans le sang et une baisse de l'hémoglobine

B ☐ une diminution de l'ensemble des globules du sang

C ☐ une diminution et une altération des globules du sang

➔ répétitions

→ Pour les courageuses : 2 séries de 16 relevés de buste. Décontractez-vous 4 ou 5 secondes entre les séries.

→ Pour les décontractées : 2 séries de 12 relevés de buste. Décontractez-vous 7 ou 8 secondes entre les séries.

➔ variantes

→ Faites 2 séries de 16 relevés de buste avec les pieds une fois en flexion et une fois en extension.

→ Faites 2 séries de 16 relevés de buste en touchant le sol une fois à droite et une fois à gauche.

➔ les bienfaits de l'exercice

Cet exercice est un classique de la gymnastique suédoise et peut se réaliser de différentes façons : par exemple, relever simplement la tête, les bras devant soi, si l'on ne peut pas toucher le sol avec les mains.

PETIT TEST/ RÉPONSE

Réponse au test : A Une anémie est caractérisée par un nombre insuffisant de globules rouges dans le sang, ainsi que par une baisse de l'hémoglobine. Elle touche essentiellement les pays en voie de développement. Ainsi, elle concerne 70 % des jeunes et 30 % des adultes en Afrique et en Asie. Les anémies peuvent provenir d'une production insuffisante de globules rouges par la moelle des os, dans le cas d'une maladie ou d'une prise de médicaments, ou en raison d'un apport trop peu important de fer, de vitamines B12 ou B9 par exemple.

4 élévations d'une jambe sur le côté et à l'arrière

↘ Cibles : fessiers, jambes, intérieur et extérieur des cuisses

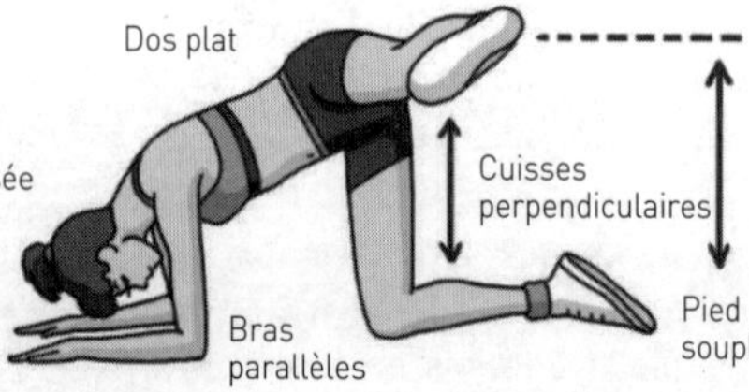

description

→ En position quadrupédique, élevez une jambe 2 fois sur le côté, puis 2 fois à l'arrière, en alternance, sans la laisser redescendre.

→ Travaillez à votre rythme lors de la première série et lentement lors de la seconde.

CONSEIL

Veillez à ramener la jambe le plus près possible sur le côté sans la fléchir.

PETIT TEST/ QUESTION

Qu'est-ce que la lipogénèse ?

A ☐ phase de transformation des graisses et sucres en triglycérides

B ☐ phase de stabilisation des cellules graisseuses

C ☐ phase durant laquelle s'effectuent le stockage et la synthèse des graisses dans les cellules

respiration

Inspirez par le nez et expirez lentement par la bouche.

répétitions

→ Pour les courageuses : 2 séries de 10 enchaînements (2 élévations arrière + 2 élévations sur le côté) de chaque jambe. Décontractez-vous 5 à 6 secondes entre les séries.

→ Pour les décontractées : 2 séries de 8 enchaînements de chaque jambe. Décontractez-vous 8 à 10 secondes entre les séries.

variantes

→ Faites 2 séries de 10 enchaînements avec le pied de la jambe d'action en extension.

→ Faites 2 séries de 10 enchaînements avec la jambe une fois en extension et une fois en flexion.

les bienfaits de l'exercice

Cette technique de renforcement des muscles fessiers les exerce en complément des autres exercices de ce guide et est indispensable au développement musculaire harmonieux de la masse fessière. Elle améliore aussi la souplesse de l'articulation coxo-fémorale.

PETIT TEST/ RÉPONSE

Réponse au test : C
La lipogénèse concerne le stockage et la synthèse des graisses dans les cellules en triglycérides, sous l'action des hormones surrénales et de l'insuline. Il y a également la phase de lipolyse qui s'effectue sous l'action du système nerveux et des hormones et qui provoque la répartition de la graisse au niveau circulatoire sous forme d'acides gras libres. Tout ceci engendre la cellulite, avec un système vasculaire altéré en partie par des scléroses entraînant des problèmes d'irrigation, d'où une pression progressive du tissu sous-cutané qu'il convient d'enrayer par une des méthodes d'élimination de la cellulite.

5 ramenés de la jambe vers soi

↘ Stretching des jambes

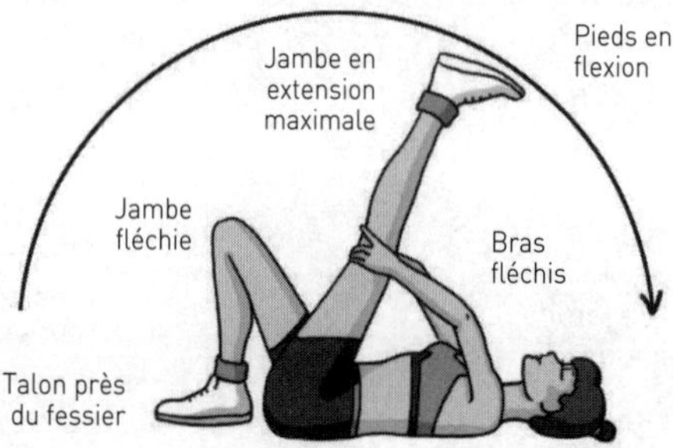

➔ description

Allongée sur le dos, une jambe fléchie et une jambe tendue à la verticale : ramenez cette jambe vers le visage. Maintenez l'extension maximale pendant 15 secondes.

CONSEIL

Veillez à ne pas soulever la plante du pied du sol.

➔ respiration

Inspirez par le nez et expirez par la bouche le plus lentement possible.

➔ répétitions

Pour les courageuses et les décontractées : 4 postures alternées. Décontractez-vous 10 à 12 secondes entre chaque posture.

➔ variantes

→ Faites 3 postures de chaque jambe en ayant les pieds en extension.

→ Faites 3 postures de chaque jambe en dirigeant la jambe étirée vers une épaule, puis vers l'autre.

➔ les bienfaits de l'exercice

Cette technique permet un assouplissement efficace des jambes. Elle constitue une excellente préparation au grand écart antéro-postérieur. Elle est souvent pratiquée par les danseuses classiques et tient une place importante dans les cours de stretching.

PETIT TEST

En quelle année est née la liposculpture ?

A ☐ 1980 **B** ☐ 1977 **C** ☐ 1975

Réponse au test : B

C'est en 1977, mais la liposculpture n'est vraiment au point que depuis 1985. Qui ne se souvient de l'aspect « tôle ondulée » des fessiers et ventre des premières patientes ? La technique ayant évolué, cela n'existe plus. La liposcultpture (ou lipo-aspiration, ou liposuccion, ou lipoplastie) est employée aussi bien pour éliminer les graisses classiques que la cellulite, quelle qu'en soit l'origine (hormonale, génétique, alimentaire, etc.). Cette intervention est désormais au point et après une semaine, on retire les fils de suture. Il faut au moins trois mois pour apprécier le résultat, à cause de la rétraction cutanée et miracle... la graisse ne revient pas (sauf cas rare, en cas d'une prise de poids importante).

en conclusion

Le sport est le meilleur « médicament » anti-vieillesse.

S'entraîner le plus régulièrement possible est le meilleur garant d'une bonne forme, mais aussi une prévention vis-à-vis des années à venir.

Le sport bien pratiqué :

→entretient les articulations,

→prévient les maladies cardio-pulmonaires,

→améliore le rythme cardio-pulmonaire,

→assouplit et tonifie les muscles,

→détend et, de plus, améliore l'humeur.

C'est donc un des meilleurs moyens de rester jeune le plus longtemps possible.

Vous avez fait le bon choix !

Une activité sportive, ne serait-ce que 10 à 15 minutes par jour, contribue sans le moindre doute à améliorer cet atout maître qu'est votre santé.

dans la même collection

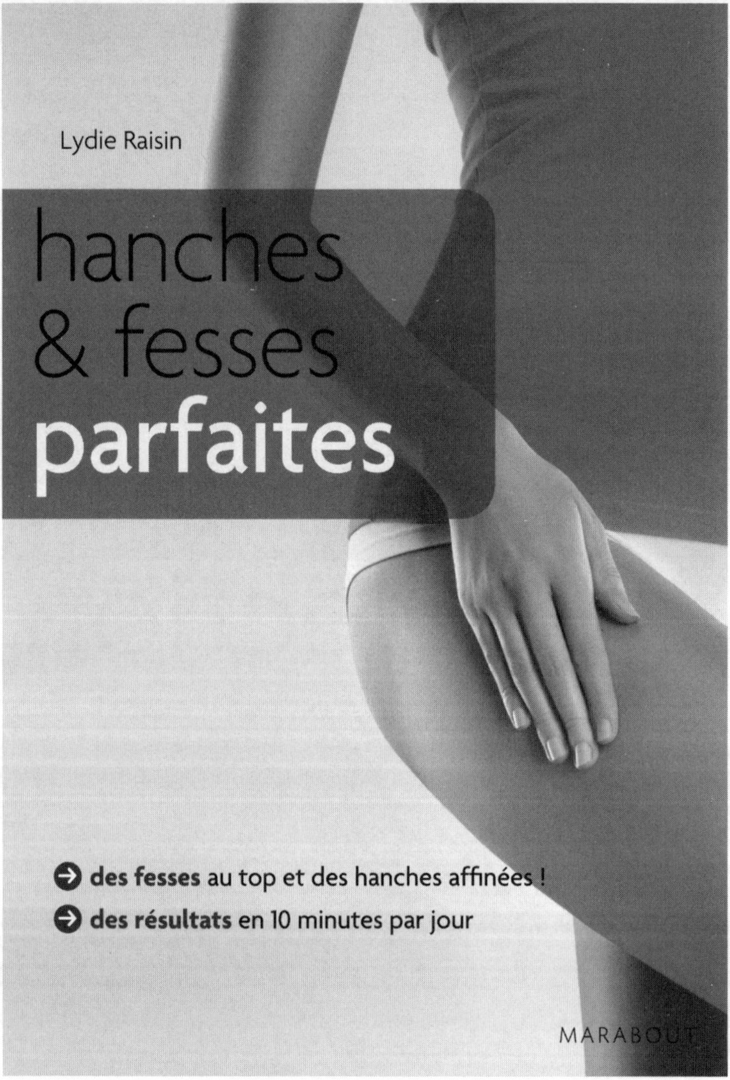
Lydie Raisin
hanches
& fesses
parfaites
des fesses au top et des hanches affinées !
des résultats en 10 minutes par jour
MARABOUT

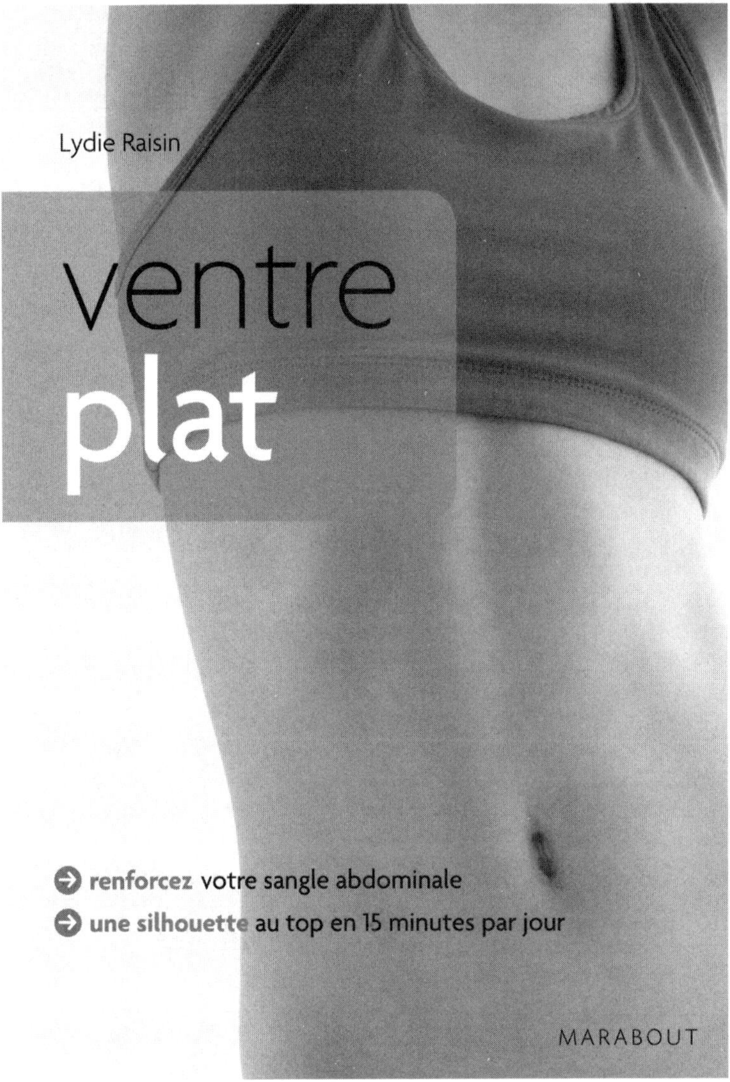

Lydie Raisin

ventre plat

renforcez votre sangle abdominale

une silhouette au top en 15 minutes par jour

MARABOUT

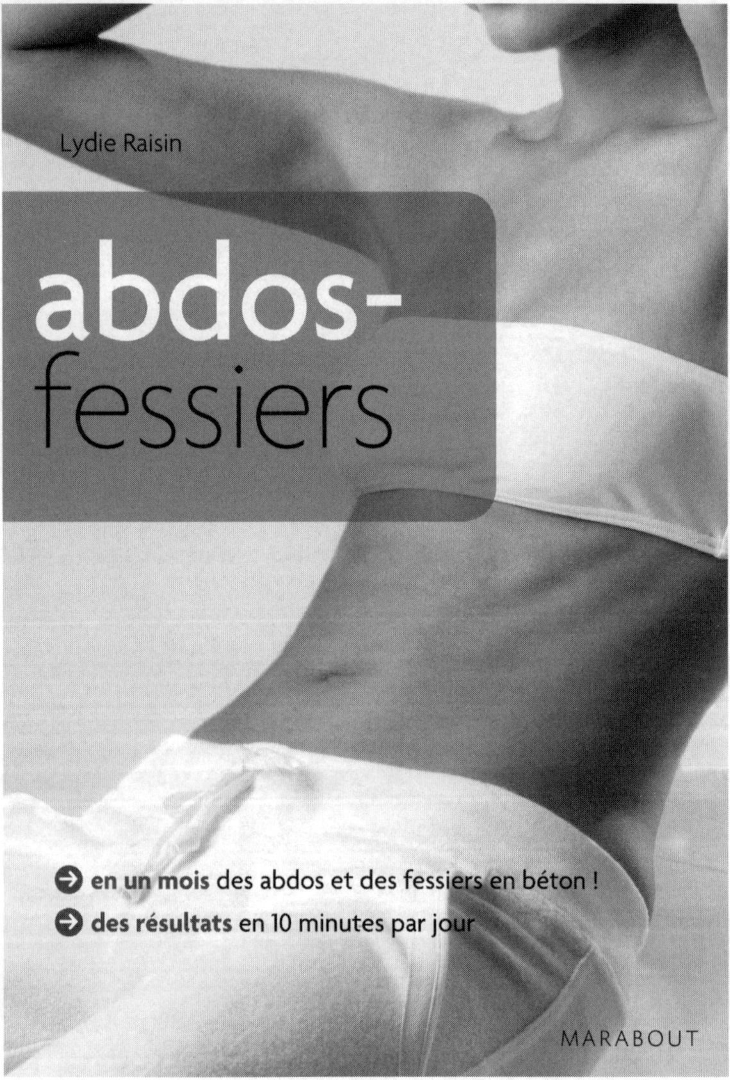
Lydie Raisin
abdos-
fessiers
en un mois des abdos et des fessiers en béton !
des résultats en 10 minutes par jour
MARABOUT

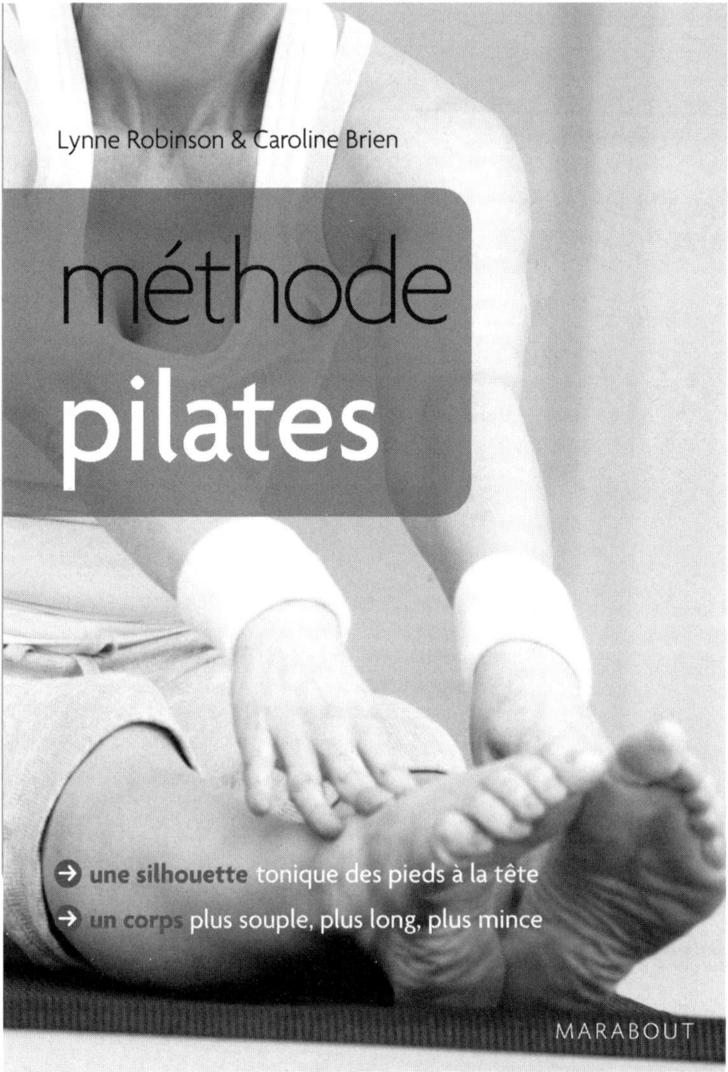
Lynne Robinson & Caroline Brien
méthode
pilates
→ une silhouette tonique des pieds à la tête
→ un corps plus souple, plus long, plus mince
MARABOUT

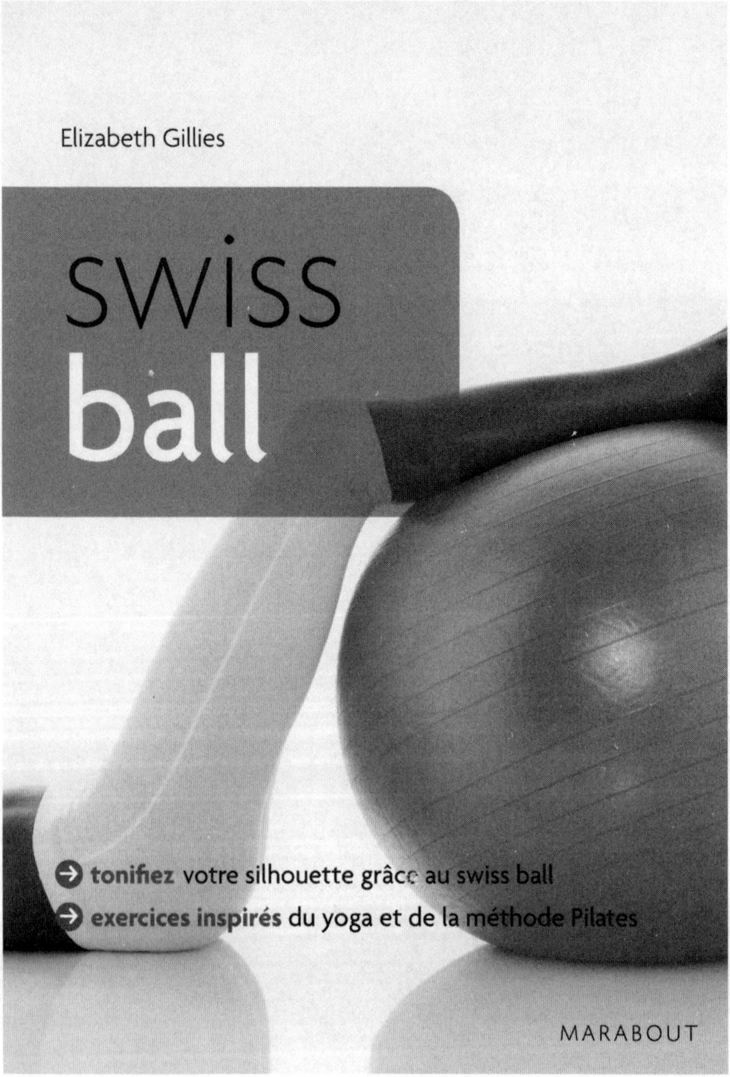
Elizabeth Gillies
swiss
ball
tonifiez votre silhouette grâce au swiss ball
exercices inspirés du yoga et de la méthode Pilates
MARABOUT

Imprimé par Allemagne par GGP Media GmbH en mai 2012
ISBN : 978-2-501-07838-2
Dépôt légal : juillet 2012
4112785